Inhaltsverzeichnis

Einleitung   3
Spannende, neue Welt des Liegens

Lösungen aus der Praxis   6
Unzähligen konnte so geholfen werden

Liege- & Schlafprobleme   8
Unterschied und Zusammenhänge

Alarmsignale   10
Handeln Sie rechtzeitig

Ursachen von Liegeproblemen   13
Teufelskreis der Verspannung

Nicht beeinflussbare Fakten   15
Es ist, wie es ist

Beeinflussbare Faktoren   18
Was Sie bequem selber verbessern können

Unüberschaubarer Bettenmarkt   28
Konsumenten oft überfordert

Wie funktioniert Schlaf?   31
Die Schwierigkeiten für gesundes Liegen

Ihren Körper verstehen   33
Erkenntnisse als Chance nutzen

Gesunde Liegelage   38
Bauch, Rücken, Seite – was ist richtig?

Rückenschmerzen im Bett   41
Was können Sie dagegen tun

Diagnose vom Arzt   44
Bandscheibenvorfall, Ischialgie, Skoliose, Gleitwirbel, usw.

Kissen bei Nackenverspannung   45
Warum das oft erfolglos bleibt

Kopfweh am Morgen   48
Ohne Schmerzen in den Tag

Schleudertrauma   50
Richtiges Liegen fordert Perfektion

Liege-Ratgeber von Libero Bazzotti, © 2010-2015 Copyright. Alle Rechte vorbehalten.

Schulter- & Hüftprobleme   53
Sanft einsinken statt Druck

Hin & her wälzen   56
Unruhiges und unbequemes Liegen

Schnarchen/ Apnoe   57
1x Tagesmüdigkeit für alle

Welche Bettsysteme helfen   59
Wasser, Luft, Natur, Visco, Boxspring, usw.

Harte oder weiche Matratze?   63
Falscher Mythos bleibt verwurzelt

Wichtigkeit des Lattenrosts   66
Weit mehr als nur Belüftung

Duvet ist unwichtig?   68
Wie falsche Bettdecke Schmerzen verursacht

Welche Materialien helfen   71
Natur, Kunststoff, Holz, Metall, usw.

Bettgrösse   74
Unterschied zwischen machbar und sinnvoll

Lebensdauer von Bettsystemen   77
Verkaufstrick oder Wahrheit

Heilt ein Bett?   79
Wunsch nach Schmerzfreiheit

Kriterien für «gutes Bett»   81
Anforderungen, die Sie stellen dürfen

Seriöse Bettenberatung   83
Woran erkennt man diese

Fehlkauf vermeiden   86
Sicherheit bei der Neu-Anschaffung

Zusatz-Informationen (Info-Anlass)   88
Wissen bedeutet Sicherheit beim Kauf

Für Ärzte & Therapeuten   89
So helfen Sie Ihren Patienten

Über den Autor   91
Auch aus den Medien bekannt

Einleitung
Spannende, neue Welt des Liegens

In diesem Liege-Ratgeber erfahren Sie, was zu tun ist, wenn Sie unter Liegeproblemen leiden. Er wendet sich an alle Menschen mit Rückenschmerzen und Nackenverspannungen, weil die Praxis zeigt, dass diese Menschen ganz häufig in der Nacht oder am Morgen ihre schlimmste Zeit erleben. Wir glauben, dass ganz vielen Betroffenen geholfen werden kann, durch das richtige Liegen in einem passenden Bettsystem.

Stehen Sie morgens gerädert, verspannt oder mit Schmerzen auf? Oder erwachen Sie bereits in der Nacht mit diesen Symptomen? Dann erhalten Sie in diesem Führer wertvolle Informationen, was Sie bereits selber dagegen tun können und welche Anforderungen ein Bett erfüllen sollte. So haben Sie die Chance, dass solche Beschwerden verbessert, gelindert oder in manchen Fällen auch ganz beseitigt werden können.

Dieser Ratgeber soll helfen, die erschreckend hohe Zahl an Fehlkäufen von Bettsystemen zu mindern. Ebenfalls spannend ist dieser Liege-Ratgeber für Menschen mit Beschwerden in der Schulter, der Hüfte, für alle mit chronischen Rückenbeschwerden und Diagnosen am Bewegungs- und Bandscheibenapparat. Die hier vorgestellten Erklärungen, Tipps und Lösungsansätze sind aus der Praxis der Betreuung von unzählig vielen Menschen mit Rückenproblemen, Nackenverspannungen und insbesondere solchen mit Liegeproblemen entstanden. Ebenso fliessen die vielen Informationen aus dem Erfahrungsaustausch mit Ärzten, Therapeuten und anderen Fachpersonen in diesen Liege-Ratgeber mit ein.

Vielleicht fragen Sie sich jetzt, ob diese Informationen auch für gesunde Menschen sinnvoll sein könnten? Natürlich schlafen

Menschen ohne Beschwerden in nahezu jedem Bett gut und können folglich ganz nach ihrem Gusto wählen, welche der nachstehenden Ratschläge sie beherzigen möchten. Die Nacht ist für die Regeneration zuständig. Was viele Menschen nicht wissen, ist, dass sich in der Nacht vor allem Muskulatur nur dann wirklich entspannen kann, wenn sie anatomisch-ergonomisch richtig daliegen. Die Liegelage kann massivste Einflüsse auf unseren Bewegungsapparat haben. Aus diesem Grund ist es dem Autor wichtig, dass Sie die ganze Thematik auch aus präventiver Sicht sehr ernst nehmen. Denn die Erfahrung zeigt eindeutig, dass Verspannungsprobleme, bzw. generell muskuläre Thematiken und vor allem Wirbelsäulenprobleme mit zunehmendem Alter immer wahrscheinlicher werden. Deshalb macht es sehr viel Sinn, sich bereits vor dem Auftreten möglicher Probleme mit gesundem Schlafen und Liegen auseinander zusetzen.

Wenn Sie bereits Beschwerden mit ärztlichen Diagnosen haben, lohnt es sich, die Bettsituation mindestens genau zu prüfen, auch wenn Sie vielleicht denken, dass es nichts damit zu tun hat. Zusammenhänge zwischen Liegen und daraus entstehenden Schmerzen bleiben leider oft unerkannt. Denn wenn Sie körperliche Probleme haben, mit welchen die Muskulatur den ganzen Tag umgehen muss, ist die Regenerationszeit in der Nacht umso bedeutender und wichtiger. Logisch?

Ganz wichtig ist dem Autor, dass mit den vielen Fehlinformationen und Vorurteilen auf dem Bettenmarkt aufgeräumt wird. Der Konsument braucht herstellerunabhängige Beurteilungskriterien, was ein passendes Bett ausmacht. Immer noch wird zu vielen Menschen mit waghalsigen und bedenklichen Versprechungen das Geld aus der Tasche gezogen. Aus diesem Grund ist dieser Ratgeber auch für Ärzte und Therapeuten gedacht.

Denn wir stellen oft fest, dass das Liegewissen auch in der medizinischen Fachwelt noch nicht genügend verbreitet ist.

In Gesprächen mit Hausärzten, Rheumatologen und Physiotherapeuten wird uns immer wieder bestätigt, dass unsere Praxis-Erfahrungen und unsere Lösungsansätze wirklich Sinn machen. Deshalb möchten wir dem Aufruf der Ärzte und Therapeuten, welche uns bereits kennen, nachkommen und diese Informationen auch anderen Fachkräften zur Verfügung stellen. Letztlich geht es ja darum, dass wir dieses Spezialwissen aus vielen Jahren Erfahrung für Menschen zugänglich machen, denen geholfen werden könnte. Von Liegeproblemen betroffenen Menschen soll es möglich sein, ihre belastende Situation zu verbessern, zu lindern oder Probleme vielleicht sogar ganz zu lösen.

Unsere Vision ist es, dass sämtliche Menschen in der Schweiz zu diesem Liegewissen gelangen und es für sich persönlich anwenden können - individuell für ihre spezifische Situation, damit auch sie die Chance haben, morgens ausgeruht, entspannt und fit in den Tag starten zu können.

Wir wünschen Ihnen viel Spass beim Lesen und viel Erfolg beim Umsetzen der Praxistipps. Wir wünschen uns, dass dieser Ratgeber Ihnen wirklich hilft, damit es Ihnen besser geht, und sind schon sehr gespannt, woran Sie erkennen, dass sich die Auseinandersetzung mit diesem Thema lohnt. Wir bedanken uns bereits jetzt für die vielen Erfahrungsberichte und Rückmeldungen per E-Mail und natürlich auch persönlich.

Lösungen aus der Praxis
Unzähligen konnte so geholfen werden

Als ich 4 Jahre alt war, hatte ich einen grossen Traum. Ich wollte Eishockey-Profi werden. Meine Eltern ermöglichten mir sogar die Kunst- & Sportschule, um diesen Traum auch wirklich leben zu können. Mit 21 Jahren ging für mich dieser Traum jedoch zu Ende. Ein ganz komplexes Wirbelsäulenproblem zerstörte diese Ambition! Es ging so weit, dass ich mich in einer Reha-Klinik wiederfand und erkannte, was es bedeutet, wenn man sich fast nicht mehr bewegen und keinen Schritt mehr gehen kann. Ärzte und Therapeuten prophezeiten mir damals für mein künftiges Leben auch im Alltag massivste Einschränkungen und viele Dinge, die ich nicht mehr machen könne.

Ich erinnerte mich, dass mich meine Mutter als kleiner Junge sehr selten hochhob, weil auch sie Rückenprobleme hatte. Ich fragte mich «Wenn ich mal Kinder habe, kann ich diese auch nicht hochheben? Kann ich mit ihnen nicht Fussball spielen gehen? Kann ich mit ihnen nicht im Wald Fangen spielen?» und ich erinnere mich, als wäre es gestern gewesen, an meinen inneren Entscheid «ich will gesund sein!». Folglich begab ich mich auf die Suche nach Lösungen. Eins nach dem anderen habe ich versucht. Viele zehntausende von Schweizer Franken habe ich in Lösungen, Therapien, Alternativtherapien, Fitnessabos, Personaltrainer, Ernährungskonzepte, Nahrungsergänzungsmittel, Ergonomieprodukte, Ergonomiehilfen, Matratzen, Lattenroste, Kissen, usw. investiert. Eines nach dem anderen und nichts hat wirklich zufriedenstellend funktioniert!

Bis ich, aus einem eher ungewollten Zufall, einige Dinge miteinander kombiniert habe und plötzlich ging es einen grossen und bedeutenden Schritt weiter! Darunter war wieder einmal mehr ein neues Bettsystem. Mir wurde bewusst, dass die ganze Problematik ganzheitlich betrachtet werden muss und dass gesundes Schlafen bzw. richtiges Liegen eine zentrale Rolle spielt, damit es mir besser geht.

Dieser klare innere Entscheid, das ganzheitliche Denken und der perfekt organisierte Schlaf bzw. das anatomisch korrekte, ergonomische Liegen ermöglichen es mir heute nicht nur kleine Kinder hochheben zu können, sondern ich kann meine Lebenspartnerin aufheben und über die Schwelle tragen.

Da nicht nur ich, sondern ganz viele Menschen mit Wirbelsäulenproblemen in der Nacht und am Morgen ihre schlimmste Zeit erleben, helfe ich und mein Team heute Menschen, welche gerädert, verspannt oder sogar mit Schmerzen aufstehen oder bereits in der Nacht mit diesen Symptomen erwachen. Damit auch diese Menschen die Chance haben, wieder Dinge zu tun, von welchen sie vorher vielleicht dachten, seien nicht mehr möglich.

Durch professionelle Bettenberatungen ermöglichen wir den Menschen Zugang zum Liegewissen, den nötigen Verhaltenspräventionen und zeigen ihnen, welche Anforderungen sie an ein Bettsystem stellen sollten. So haben sie die Chance, dass es ihnen besser geht oder sie vielleicht ihre Probleme ganz lösen können.

Liege- & Schlafprobleme
Unterschied und Zusammenhänge

Zum Thema Schlaf gibt es unzählige Studien, Forschungen und Folge dessen auch die notwendige Literatur. Einheitlich kann man feststellen, dass in diesen Büchern das Thema «ergonomisches, anatomisch richtiges Liegen» bzw. die damit verbundene, mögliche Entspannung von Muskulatur sehr selten bis gar nicht thematisiert wird. Es gibt viele Menschen, die gerädert, verspannt oder mit Schmerzen erwachen und trotzdem erzählen, dass sie «gut» schlafen. Schlafen hat eben nichts mit dem Liegen zu tun, oder etwa doch? Ebenso gibt es Menschen, die von Tagesmüdigkeit, Antriebslosigkeit und Leistungseinbrüchen berichten und ebenfalls sagen, dass sie gut schlafen würden (!?). Offensichtlich eben nicht. Sie merken, es gibt unzählige Kombinationen von Beschreibungen der Betroffenen.

Ein Ratgeber für Liegeprobleme existiert im Buchhandel unseres Wissens noch nicht. Mindestens nicht in dieser Form. Dieser Ratgeber fokussiert sich hauptsächlich auf Liege-Probleme, da Schlaf- und Rückenprobleme schon ausführlich in Fachbüchern beschrieben werden. Menschen mit Einschlaf-, Durchschlaf- und Wirbelsäulenproblemen darf die Frage gestellt werden, ob es vielleicht auch mit dem Liegen zu tun haben könnte. Möchten Sie erfahren warum? Das liegt in der Logik der Sache. Der Körper wählt immer die für ihn beste Option, welche er aus der aktuellen und gegebenen Situation ziehen kann. Das bedeutet, wenn sich der Körper in einer Liegelage nicht wohl fühlt, sucht er unbewusst nach besseren Liegelagen. Dies kann das Einschlafen und Durchschlafen erschweren und Verspannungen verursachen. Eine unbequeme Liegelage kann also dazu führen, dass sich Menschen ein Schlafproblem antrainieren und Rückenschmerzen oder Nackenverspannungen bekommen. Oftmals ist es Betroffenen mit Schlafproblemen leider gar nicht bewusst, dass ihre Symptome durchaus von einem Liegeproblem stammen könnten. Selbstverständlich ist das nicht immer so! Doch oftmals lohnt es sich, dies genau zu prüfen. Es gibt natürlich auch reine Schlafprobleme, so wie auch reine Liegebeschwerden entstehen können. Wichtig ist, diese getrennt voneinander beurteilen zu können und trotzdem die Zusammenhänge zu erkennen.

Wenn Sie also morgens regelmässig gerädert, verspannt oder mit Schmerzen aufstehen oder bereits in der Nacht mit diesen Symptomen erwachen, dürfen wir davon ausgehen, dass Sie höchstwahrscheinlich ein Liegeproblem haben. Wenn Sie sich morgens vor allem müde und unausgeschlafen fühlen und tagsüber oftmals unter Tagesmüdigkeit und Schläfrigkeit leiden, ist die Wahrscheinlichkeit gross, dass es sich entweder um eine zu kurze Schlafdauer handelt oder die Schlafqualität irgendwo massiv leidet. Es ist eher unwahrscheinlich, dass es an einem unpassenden Bett liegt. Trotzdem ist es nicht in allen Fällen ganz auszuschliessen. Bei vielen reinen Schlafproblemen kann selbstverständlich ein besser passendes Bett eine gute Basis bilden, um dem Körper eine bessere Regeneration zu ermöglichen. Es wäre jedoch ein Irrtum zu glauben, dass das Bett alleine einen grossen, spürbaren Effekt ermöglichen würde. Sollten Sie also unsicher sein, ob Sie nun ein Liegeproblem haben, empfehle ich Ihnen, das nächste Kapitel aufmerksam durchzulesen.

Alarmsignale
Handeln Sie rechtzeitig

Lesen Sie hier, woran Sie ein Liegeproblem erkennen könnten. Wenn Sie jeden Morgen mit Nackenverspannungen oder Rückenschmerzen erwachen, dann ist in der Nacht etwas Ungutes passiert. Einverstanden? Wenn Sie also am Morgen gerädert sind, verspannt sind oder sogar Schmerzen haben, ist das ein deutlicher Hinweis darauf, dass die Muskulatur in den Stunden zuvor «arbeiten» musste, anstelle sich zu entspannen. Jetzt wo Sie das so lesen, eigentlich logisch, oder? Jetzt wird es spannend: wenn diese Steifigkeit, diese Spannungen und Schmerzen nach dem Aufstehen spürbar weniger werden oder sogar ganz verschwinden, kann das ein deutlicher Hinweis auf ein Liegeproblem sein. Natürlich gibt es Erkrankungen (z.B. Entzündungsverläufe), welche die gleichen oder ähnlichen Symptome hervorrufen.

Die Erfahrung zeigt, dass sämtliche Verspannungen in Hals, Nacken oder Schulter bis hin zu Kopfschmerzen am Morgen stark darauf hin deuten, dass die Liegeunterlage nicht genügend Entspannung ermöglicht. Wenn diese Symptome folglich regelmässig auftauchen, sollten Sie nicht länger warten und etwas dagegen unternehmen! Bei vielen Menschen könnte man nämlich Schlimmeres vermeiden, wenn man diese Zeichen ernst nehmen und rasch reagieren würde. Die Problematik liegt darin, dass die meisten Menschen diese nicht erkennen bzw. nicht mit dem falschen Liegen in Zusammenhang bringen. Deshalb ist es ganz wichtig, die ersten Anzeichen eines Liegeproblems zu erkennen. Es lohnt sich also, dies frühzeitig zu prüfen. Denn je länger Sie warten, desto gravierender können die Auswirkungen des falschen Liegens werden.

Eine professionelle Bettenberatung kann sich demzufolge bereits bei folgenden Punkten lohnen:

Eines der Merkmale, welches häufig übersehen wird, ist das schlechte Einschlafen, weil man keine bequeme Liegelage findet. Auch das morgendliche «schwer Anlaufen» oder sich gerädert und steif fühlen, sind einige Indizien für ein mögliches Liegeproblem. Vor allem dann, wenn die Probleme nach dem Aufstehen rasch wieder verschwinden. Wirklich klare Hinweise sind Schwierigkeiten beim Ausschlafen oder beim morgendlichen, längeren Liegenbleiben. Das frühzeitige Aufstehen, gerade an freien Tagen, wegen unbequemen Liegens oder gar Schmerzen ist klassisch für Liegeprobleme. Regelmässiges Erwachen mit Nackenverspannungen und Rückenschmerzen gilt auch als eindeutiges Symptom.

Unangenehmer Druck im Schulter- und Hüftbereich können auch Anzeichen dafür sein. Selbstverständlich ist es bei sämtlichen Diagnosen, wie Bandscheibenvorfall, Schleudertrauma und anderen Wirbelsäulenerkrankungen sehr sinnvoll, die Liegelage bzw. das anatomisch-ergonomisch richtige Liegen genauestens zu überprüfen. Und gerade bei solchen Diagnosen sind Liegeprobleme sehr oft vorhanden. Wichtig wäre hier die Harmonisierung der Mensch-Bett-Konstellation, damit der Körper mit der gesundheitlichen Beeinträchtigung besser umgehen kann. Ebenfalls kann es bei Herz- und Lungenpatienten sinnvoll sein. Wenn Sie also von Ihrem Arzt wegen Verspannungen und Schmerzen zur Therapie geschickt wurden und die Beschwerden trotzdem nicht nachhaltig verschwunden sind, kann ein muskuläres Regenerationsdefizit in der Nacht unter Umständen ein bedeutender Faktor dafür sein. Selbstverständlich ist es nicht in allen Fällen so, dass daraus zwingend ein Liegeproblem festgestellt werden muss. In rund 9 von 10 Fällen lässt sich jedoch bei den genannten Symptomen eine klare

Verbesserung des Wohlbefindens und der Entspannung erzielen. Eine Verbesserung der Lebensqualität ist deshalb für viele Menschen durchaus möglich. Handeln Sie also rechtzeitig, denn Unwohlsein, Schmerzen und Verspannungen im Bett müssen nicht sein!

Ursachen von Liegeproblemen
Teufelskreis der Verspannung

Wahrscheinlich haben Sie sich bereits gefragt, woher solche Liegeprobleme kommen!? Nun, die Antwort könnte simpel sein: Sie liegen falsch! Und Ihre Muskulatur muss «arbeiten», anstatt sich entspannen zu können. Doch an dieser Stelle möchte ich ein wenig ausholen, denn letztlich sind die Zusammenhänge schon etwas komplexer.

Im Endeffekt geht es um Entspannung bzw. um unsere Muskelbalance. Muskeln brauchen, simpel gesagt, nebst Anspannung immer auch Entspannung, damit keine muskuläre Probleme entstehen. Ist dies nicht gewährleistet, entsteht ein Krieg, der 24 Stunden am Tag andauert und über 7 Tage die Woche geht. Und die Schlacht wird meistens in den durchschnittlich 6-8 Stunden pro Nacht ausgetragen. Das bedeutet, Ihre Muskulatur ist dauernd am Arbeiten. Doch in der Nacht wirken sich alle negativen Faktoren in geballter Ladung aus.

Wieso ist das so? Es liegt in der Logik der Sache. Wenn die Muskulatur den ganzen Tag arbeiten muss, braucht sie eine Pause, welche in der Nacht geplant wäre. Wenn nun die Muskulatur in dieser nächtlichen Pause trotzdem arbeiten muss, weil sie nicht entspannen kann, wird irgendwann aufgrund Überlastung ein Reiz erzeugt. Denn übermässige Belastung bzw. Spannung der Muskulatur macht Reiz, Reiz macht wiederum Spannung, Verspannung macht Schmerzen, Schmerzen machen noch mehr Verspannungen, noch mehr Verspannungen machen noch mehr Schmerzen und so weiter und so fort. Sie befinden sich jetzt im Teufelskreis der Verspannung. Dieser kann sich über Stunden, Nächte, Wochen, Monate, ja, sogar Jahre langsam heraufschaukeln und immer schlimmer werden. Ist der Teufelskreis der Verspannung mal richtig im Gange, ist es sehr schwer ihn wieder aufzuhalten. Schwierig ist es meistens deshalb, weil sich mehrere negative Faktoren gegenseitig endlos steigern. Folglich braucht es meistens auch mehrere Faktoren, um diesen Teufelskreis wieder wirkungsvoll zu durchbrechen.

Was sind denn nun die entscheidenden Ursachen für Liegeprobleme und Verspannungskreisläufe? Dies erfahren Sie in den folgenden zwei Kapiteln.

Nicht beeinflussbare Fakten
Es ist, wie es ist

Alter
Stellen Sie auch fest, dass es mit zunehmendem Alter immer schwieriger wird, sich zu bewegen? Dass es öfters zwickt und sich manchmal steif anfühlt? Mit zunehmendem Alter nimmt unsere Muskulatur tendenziell ab. Das heisst, solange wir nichts dagegen tun. Leider kann Sie niemand jünger machen. Deshalb gehört dieser Punkt in diese Rubrik. Doch es ist klar, dass dies ein relevanter Faktor für Verspannungen und Schmerzen im Bett ist.

Konstitution
Glauben Sie, dass Ihr Körperbau entscheidend dafür ist, wie Muskulatur arbeiten muss? Selbstverständlich ist das so! Jeder Mensch ist anders gebaut. Folglich sind auch die Belastungsengpässe unterschiedlich. Sie möchten das nachprüfen? Dann schnallen Sie sich mal für einen Tag einen Rucksack mit 10kg Gewicht auf den Rücken. Am nächsten Tag schnallen Sie ihn so um, dass das Gewicht am Bauch ist. Und wenn das noch nicht reichen sollte, dann binden Sie sich für einen Tag 2 kg an ein Fussgelenk. Sie werden feststellen, dass die Muskulatur mit unterschiedlicher Verteilung jeweils ganz anders reagieren wird. Folglich haben Unterschiede in Schwerpunkt, Gewicht bzw. Übergewicht, Breite und Grösse einen bedeutenden Einfluss auf Muskulatur. Plausibel?

Gesundheitszustand
Ich kann Sie nicht gesund machen. Leider nicht, sonst würde ich es tun. Das dürfen Sie mir glauben. Gesundheitliche Einschränkungen können wir meistens nicht wirklich beeinflussen. Wenn Sie als Beispiel eine Diskushernie, also einen Bandscheibenvorfall, haben, muss Ihre Muskulatur gerade tagsüber

Mehrleistung erbringen, um dieses Problem zu kompensieren bzw. die Strukturen zu schützen. Das bedeutet, sie arbeitet mehr und oftmals dauerhaft. Dieses Beispiel können Sie auch auf eine kaputte Schulter, ein kaputtes Knie usw. übertragen. Aber was passiert denn da so Problematisches? Sie vermuten es wahrscheinlich schon. Muskulatur wird doch irgendwann müde. Dies ergibt folglich einen Reiz. Reiz gibt Spannung, Spannung gibt wiederum Schmerzen, usw. Sie haben es natürlich schon richtig erkannt. Schon wieder sind Sie mitten im Teufelskreis der Verspannungen und Schmerzen. Wenn jetzt genau diese betroffene Muskulatur auch noch in der Nacht spannt, statt loszulassen, zu regenerieren und zu reparieren, wird der Leidensdruck oft dramatisch hoch.

Bewegungsmangel im Schlaf
Wussten Sie, dass wir im Schlaf an Bewegungsmangel leiden? Ja, Sie haben richtig gehört. Es ist wie im Alltag. Zuwenig Bewegung verursacht muskuläre Probleme. Und eigentlich ist die Nacht ein hoch aktiver Prozess. Wir machen immerhin im Durchschnitt 60-80 kleinere und grössere Bewegungen. Es gibt jedoch Schlafphasen, bei welchen Sie rund eine Stunde am Stück praktisch bewegungslos da liegen. Und dies kann massive Verspannungsprobleme und Schmerzen mit sich bringen.

Sie glauben das nicht? Dann versuchen Sie gleich jetzt folgendes Experiment. Sie setzen sich auf einem Stuhl ganz bequem hin. Dann bleiben Sie eine Viertelstunde bewegungslos sitzen, ohne sich auch nur ein Bisschen zu bewegen. Und? Ungemütlich, nicht wahr? Können Sie sich vorstellen, dass dieses Experiment über den Zeitraum von einer Stunde oder mehr massive Probleme mit sich bringen kann? Im Alltag lockern wir unsere Muskulatur ständig und immer wieder, indem wir kleine Entlastungs-Bewegungen machen und somit eine Dauerreizung der Muskulatur vermeiden. Dies können Sie 1:1 auf das Liegen übertragen. Die sehr lang fehlenden Entspannungs-Bewegungen in der Nacht können somit grosse Liegeprobleme verursachen.

Zusammengefasst
Alle die oben besprochenen Faktoren können wir leider nicht beeinflussen. Folglich können wir sie für den Moment ignorieren und uns dem nächsten Kapitel widmen, um zu verstehen was wir denn machen können, damit es Ihnen bald besser geht.

Beeinflussbare Faktoren
Was Sie bequem selber verbessern können

Erfahren Sie in diesem Kapitel, welche Faktoren Sie bereits selber beeinflussen können, damit Sie den Teufelskreis der Verspannung durchbrechen können bzw. damit Ihre Liegeprobleme im Bett weniger werden oder vielleicht sogar ganz verschwinden.

<u>Schwache und verkürzte Muskulatur</u>
Wie oft pro Woche trainieren Sie Ihre Muskulatur? Wenn Ihre Antwort «2 bis 3 Mal» lautet, gratuliere ich Ihnen. Ich habe eine Frage an alle diejenigen, die mit «gar nicht» geantwortet hätten: Wann beginnen Sie damit?

Sie denken jetzt vielleicht «was will der Mann von mir?». Es ist keine persönliche Kritik, doch Sie dürfen sich bewusst machen, dass untrainierte Muskeln viel schneller ermüden und entsprechend verspannen können. Folglich dürfen Sie anfangen etwas dagegen zu tun. Ich gebe zu, da ist eine Vorannahme dahinter. Die Vorannahme ist, dass Sie möchten, dass es Ihnen besser geht. Möchten Sie, dass es Ihnen besser geht? Dann dürfen Sie anfangen.

Trainieren bedeutet v.a. betroffene Muskulatur zu dehnen, zu mobilisieren und zu stärken. Es gibt verschiedenste Formen und Varianten, wie man dies sehr gezielt und effizient tun kann. Ideal sind Trainings, in welchen Sie das ganze Bewegungsspektrum trainieren können, denn unsere alltägliche Haltung und Bewegung ist sehr einseitig. Beim Sitzen, Autofahren, Fahrradfahren zum Beispiel sind wir nur in Haltungen, die nach vorne gerichtet sind. Aber letztlich darf es auch Spass machen. Wählen Sie also etwas, das Sie anspricht. Nehmen Sie auch die Hilfe von Fachpersonen in Anspruch.

Für alle, die jetzt denken «ich habe weder Zeit, noch Lust»: Wäre es spannend für Sie, wenn es eine einfache, wirkungsvolle Methode gäbe, welche pro Tag nur 5 Minuten Zeit fordert und Ihnen wirklich hilft? Dann dürfte Sie Folgendes interessieren, um wenigstens das Minimum für Ihren Körper zu tun.

Bestellen Sie sich in einem Versandhandel das Buch «Moving – macht den Rücken fit» von Roswita Ram-Devrient. Moving ist eine einfache, wirkungsvolle Methode, um Ihren Bewegungsapparat, im Speziellen die Rückenmuskulatur, zu dehnen und zu mobilisieren. Es sind 4 Übungen, welche Sie im Sitzen, im Liegen oder im Stehen machen können. Es kostet Sie pro Durchgang max. 5 Minuten Zeit und hilft Ihnen das Nötigste zu tun, um muskuläre Verspannungen zu verringern, Sehnen und Bänder zu aktivieren und die Bandscheiben fit zu halten. Und das mit sehr geringem Aufwand. Selbstverständlich gibt es auch andere, effiziente Übungen, welche Sie machen können. Wichtig sind die Regelmässigkeit und die korrekte Ausführung.

Ernährung
Ja, dieses leidige Thema treffen Sie auch hier an. Muskeln sinnvoll zu trainieren, bedeutet letzlich auch, dass die Energiezufuhr stimmen muss. In ein Diesel-Fahrzeug sollte man ja auch kein Benzin füllen. So ist es auch mit der Nährstoff-Versorgung des Körpers. Auch die richtige und genügende Aufnahme von reinem und qualitativ gutem Wasser ist für sämtliche Zellen in Ihrem Körper wichtig, insbesondere für die Bandscheiben und Muskelzellen.

Nehmen Sie sich das wirklich zu Herzen und lassen Sie sich fachlich beraten, gerade wenn Sie übergewichtig sind. Denn 5kg mehr oder weniger spielen für Muskeln und für Ihren Weg zur Besserung eine grosse Rolle. Glauben Sie nicht? Dann tragen Sie mal einen Tag lang konsequent 5kg mit sich rum. Weiter kann die falsche Ernährung durchaus zu Einschlaf- und Durchschlafproblemen, sowie auch zu Erschöpfungszuständen führen. Gerade heute werden so viele Diäten beschwört, die leider nicht langfristig durchdacht sind. Seien Sie auch gerade hier achtsam!

Sorgen, Stress und psychische Verfassung
Es ist bereits die deutsche Sprache, die es uns schenkt: «ich bin heute etwas angespannt»! Merken Sie es? Dies hat sehr viel mit Muskulatur zu tun. Was viele nicht wissen, ist, dass muskuläre Entspannung sehr viel mit mentaler Entspannung zu tun hat und umgekehrt. Wussten Sie, dass gerade die Nacken- und Rückenmuskulatur sehr empfindlich auf Stress reagiert? Diverse renommierte Mediziner verfolgen die Theorie, dass über 80% der unspezifischen Schmerzen (d. h. keine Brüche, etc.) einen psychosomatischen Hintergrund haben. Darunter auch Dr. John E. Sarno, der dieses Thema in seinem spannenden Buch «Frei von Schmerz» durchleuchtet. Folglich ist es sehr sinnvoll, sich mit mentaler Stärke zu bewaffnen.

Ist Ihnen bereits aufgefallen, was in unserem Kopf den lieben langen Tag eigentlich so los ist? Was für ein Durcheinander da den grössten Teil unseres Tages herrscht? Die meisten Menschen sind mit den Gedanken beim Gestern oder beim Morgen. Sie sind nie wirklich da, nie wirklich im Hier und Jetzt. Kennen Sie solche Leute? Wenn es wenigstens schöne Erinnerungen wären oder tolle grosse Ziele, dann wäre das ja noch sinnvoll. Doch meistens sind es Sorgen und Ängste. Unsere Gesellschaft wird auf Sorgen trainiert und viele sind der Meinung, dass schlechte Gedanken einem sozusagen aus der Hecke anspringen. Ganz fies aus dem Nichts auftauchen. Das stimmt jedoch nicht. Wir haben das trainiert und über die Jahre automatisiert. Unser Gehirn ist plastisch (neuronal formbar) und wir können bewusst neu denken. Das Schlüsselwort lautet «Gedanken-Kontrolle» bzw. «Stille im Kopf». Es gibt verschiedene Methoden, um dies zu trainieren und zu erreichen.

Die moderne Hirnforschung zeigt uns, dass es möglich ist, Gedanken durch Training zu kontrollieren und bewusst zu lenken. Doch die Wenigsten sind bereit diesen Weg auf sich zu nehmen. Wichtig ist, dass Sie sich regelmässig, jeden Tag, Zeit dafür nehmen! An dieser Stelle spielt es für mich keine zentrale Rolle, was Sie tun, doch wichtig ist, dass Sie tun! Viele lassen diesen Tipp bei Seite. Doch es ist einer der bedeutendsten und einfachsten zu beeinflussenden Faktoren.

Wie können Sie jetzt mental trainieren? Nun es gibt verschiedene Methoden und Varianten. Machen Sie etwas, was Ihnen zusagt. Sie müssen ja nicht gleich jeden Tag eine Stunde im Lotussitz verbringen, auch wenn das Ergebnis eines solchen Aufwandes gigantisch wäre. Fangen Sie mit 5-10 Minuten täglich an, um Ihre mentale Entspannungsübung zu machen. Ich persönlich und viele meiner Kunden wenden die «alles schwarz»-Methode an. Jetzt sind Sie neugierig, richtig?

Setzen oder legen Sie sich bequem hin, lassen Sie eine textfreie, für Sie entspannende und ruhige Musik laufen. Schliessen Sie nun die Augen und atmen Sie ganz ruhig und gleichmässig. Das Ziel ist vor dem inneren Auge ausschliesslich schwarz zu sehen. Sie stellen sich einfach vor, sich in einem stockdunklen Raum zu befinden. Jedes Mal, wenn Sie feststellen, dass Ihre Gedanken abschweifen, konditionieren Sie Ihr Gehirn, sich wieder in den schwarzen Raum zu begeben. Probieren Sie es doch gleich jetzt aus!

Und? Gar nicht so einfach, stimmt's? Daran erkennt man, wie viel Aktivität in unserem Hirn stattfindet. Wie viele automatisierte, neuronale Vernetzungen da oben machen, was sie wollen. Das Schöne ist, dass wir dies trainieren können, da neuronale Verbindungen ja formbar sind. Wir werden so vom Gehirnbesitzer zum Gehirnbenutzer, wie die geniale Autorin und Trainerin Vera F. Birkenbihl zu sagen pflegte. Anfänglich werden Sie vermutlich immer wieder abschweifen, ziemlich sicher schon nach kürzester Zeit und vor allem unbemerkt. Mit der Zeit stellen Sie jedoch fest, dass es Ihnen immer besser gelingt, Ihre Gedanken unter Kontrolle zu halten. Das Interessante ist, dass viele Menschen berichten, dass es irgendwann, wenn sie das Gehirn lange genug gelangweilt haben, plötzlich «puff» freischaltet. Die Entspannung und die damit verbundenen, inneren Glücksgefühle sind schlicht ein wunderschönes Erlebnis. Ob Sie das hinkriegen, weiss ich nicht. Doch die Menschen, die gezielt daran arbeiten, berichten fantastische Ergebnisse.

Bestehende Verspannungen
Wenn Sie bestehende Verspannungen haben, ist es sinnvoll diese auch professionell lösen zu lassen. Suchen Sie einen Therapeuten oder einen professionellen Masseur auf, welcher Sie über eine gewisse Zeit begleitet und Ihre Verspannungen löst.

Mittlerweile gehen viele Therapierichtungen davon aus, dass nicht die schmerzende Muskelpartie die eigentliche Ursache der Schmerzen ist, sondern die gegenüberliegende (Antagonist). Der schmerzende Bereich meldet sich einfach mit Überlastungsreaktionen, aufgrund zu viel Spannung. Dies würde wiederum bedeuten, dass man bei Rückenschmerzen mal einen genauen Blick auf die Bauch-/Rumpfmuskulatur bzw. Bein- und Hüftmuskulatur (v.a. Iliopsoas) werfen dürfte.

Des Weiteren können sich Muskelschmerzen auf andere Gebiete übertragen. Man spricht hier von einer Schmerzprojektion oder „Referred Pain".

Dieser Punkt alleine löst bei den meisten Menschen das Problem noch nicht wirklich nachhaltig. Doch in Kombination mit anderen Massnahmen und der Suche nach Ursachen kann dies durchaus sehr positive Auswirkungen haben. Und unter uns gesagt, eine Massage ist doch auch einfach mal schön und tut dem Gemüt gut.

<u>Verhalten vor dem Einschlafen</u>
Was tun Sie so ca. 1 Stunde vor dem zu Bett gehen? Ich persönlich und viele meiner Kunden machen es sich langsam auf dem Sofa gemütlich. Sie auch? Und, wo sind die Füsse? Richtig, auf dem Tisch oder sonst in irgendeiner Weise hochgelagert. Meistens nehmen wir auf dem Sofa eine eher ungünstige Haltung bzw. Position ein. Vielleicht erledigen Sie aber auch noch die letzten Hausarbeiten, sitzen auf dem Stuhl und lesen ein Buch oder machen Computerarbeiten.

All diese Tätigkeiten beanspruchen Muskulatur. Können Sie mir folgen? Wenn Sie mit dieser erhöhten Grundspannung der Muskulatur nun ins Bett liegen und einschlafen, fallen Sie samt Spannung in die bewegungslose Tiefschlafphase. Die bereits verspannte Muskulatur schleppen Sie jetzt durch diese sehr strenge, bewegungslose Zeit. Dem können Sie sehr einfach entgegen wirken, in dem Sie unmittelbar vor dem zu Bett gehen, die vorher angesprochenen «Moving-Übungen» machen. Gleich anschliessend legen Sie sich ins Bett und entspannen in einer leichten Sitzposition bzw. Relaxposition.

Vielleicht fragen Sie sich jetzt, wie das gehen soll? Idealerweise haben Sie bereits ein Sitzbett mit Rückenteil (mindestens 60cm lang) und einem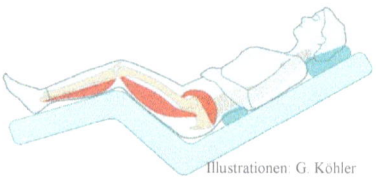
Kniekehlen-Knick, in welchem Sie bequem entspannen können. Falls nicht, sollten Sie auf dem Rücken liegend die Beine anwinkeln oder noch besser, eine dicke Schaumstoffrolle unter die Matratze legen und zwar auf der Höhe der Kniekehle. Diese Position löst die Grundspannung (vor allem im Rücken und in den Beinen) und bietet Ihnen die Möglichkeit, die Muskulatur bereits vor dem Einschlafen zu entspannen.

Wenn Sie das konsequent 15 Minuten jeden Abend machen, nachdem Sie die «Moving-Übungen» gemacht haben, und erst dann einschlafen, kommen Sie bereits viel entspannter im Tiefschlaf an. Somit sind Sie viel fitter für diese strenge Zeit. Würden Sie dies tun, wenn es Ihnen wirklich hilft? Ja? Dann fangen Sie am besten gleich heute damit an.

Raum- & Bettklima
Gehören Sie zu den Menschen, welche in der Nacht eher warm haben? Oder vielleicht sogar heiss haben und schwitzen? Oder gehören Sie zu der Sorte, welche in der Nacht immer friert? Haben Sie eher ein kühles Schlafzimmer oder heizen Sie vielleicht sogar? Haben Sie und Ihr Partner unterschiedliche Anforderungen bzw. Bedürfnisse in Bezug auf geöffnete Fenster?

Sie fragen sich jetzt bestimmt, was das mit Verspannungen und Schmerzen im Bett zu tun hat? Mehr als Sie vielleicht glauben. Schauen Sie: wenn Sie im Bett regelmässig schwitzen, das Fenster geöffnet/gekippt haben, sich häufig während der Nacht abdecken und dies gerade im Winter und in der kühlen Übergangszeit, dann empfehle ich Ihnen das Kapitel **«Duvet ist**

unwichtig?» zu lesen. Denn dies ist ein wichtiger Punkt im Teufelskreis der Verspannungen.

<u>Tagesverhalten bzw. Belastungen</u>
Wie wichtig ist unser Verhalten im Alltag? Vielleicht denken Sie jetzt «nicht so wichtig», weil Sie vielleicht einen Bürojob haben oder sich sagen «Ich kann ja gar nicht anders, weil ich körperlich arbeiten muss». Gerade deshalb ist es von entscheidender Bedeutung, wie wir uns im Alltag verhalten. Denn sämtliche Bewegungen, ob grössere Anstrengungen wie z.B. schwere Lasten heben oder kleinere, monotone Bewegungen wie z.B. Fliessbandarbeit oder Kassenarbeit, die Haltung beim Gehen, die Haltung beim Sitzen, die Haltung beim Kaffee trinken in der Pause usw., haben mit Muskulatur zu tun. Jede, wirklich <u>jede</u> Bewegung tangiert unsere Muskulatur. Selbstverständlich geht es jetzt nicht darum, dass Sie sich nicht mehr bewegen sollen oder Sie auf gewisse Bewegungen verzichten sollten. <u>Im Gegenteil</u>. Doch es macht sehr viel Sinn, gerade wenn Sie unter Verspannungen und Schmerzen im Bett leiden, dass Sie sich auch den Tag über sehr bewusst um Haltung und kontrollierte Bewegung bemühen und diese dann automatisieren. Denn z.B. schwere Lasten heben ist nicht per se schlecht, sondern viel mehr die Art und Weise, wie wir dies tun, kann zu grossen Problemen führen. Wussten Sie, dass Ihre Rückenmuskulatur beim Heben mit gestreckten Beinen (also falsch) bis zu 850kg ziehen muss? Erschreckend, nicht? Sitzen mit rundem Rücken (also auch falsch) belastet die Rückenmuskulatur immerhin noch mit bis zu 180kg.

Aus diesen Überlegungen empfehle ich Ihnen, sich dieser Thematik durchaus auch professionell zu widmen. Will heissen, sich bei Fachpersonen zu informieren, wie man sich in gewissen Situationen optimaler verhalten kann und das Körpergefühl entsprechend zu schulen. Professionelle Kontakte dürfen Sie auch gerne bei uns anfragen.

Schlafmittel/ Medikamente
Abgesehen davon, dass der erschreckend häufige Medikamenten-Konsum meistens keine sinnvolle Dauerlösung ist, kann er einen negativen Einfluss auf unser Liegeverhalten haben.

Klar kann die Einnahme von Schlafmitteln für ein gutes Ein- bzw. Wiederein- und Durchschlafen hilfreich sein und sie können auch behilflich sein, einen bestehenden Teufelskreis zu durchbrechen. Wichtig ist jedoch, dass man auch hier den ganzheitlichen Kontext im Auge behält und alle Faktoren optimiert. Ein ungünstiger Nebeneffekt ist, dass viele Schlafmedikamente die «komaartige» Bewegungslosigkeit im Schlaf fördern und, wie Sie jetzt schon wissen, droht bei Bewegungsmangel Verspannungsgefahr und daraus resultieren gerne Schmerzen. Sollten Sie also unter Liegeproblemen leiden, sprechen Sie sich mit Ihrem Arzt des Vertrauens ab.

Liegelage / Bett
Vermutlich ahnen Sie es schon: zum Teufelskreis der Verspannung und zu den Ursachen von Liegeproblemen zählt selbstverständlich auch eine falsche Liegelage bzw. das falsch ausgewählte Bettsystem. Das ist sehr einfach beeinflussbar, indem Sie Ihr Bett verändern (sofern das geht) oder bei Bedarf ein neues anschaffen. Die Schwierigkeit liegt darin, das Richtige und Passende für Ihre Situation und für Ihre Konstitution zu finden. Viele denken, dass teure Bett-Marken, welche durch die grossen verlockenden Marketingbudgets bekannt gemacht werden, die ultimativen Lösungen seien. Oder sie folgen dem gut gemeinten Rat von Freunden und Bekannten. Die Erfahrung zeigt jedoch, dass es kein für jedermann passendes Bettsystem gibt. Macht es Folge dessen Sinn, spezifische Bettmar-

ken- und Typenempfehlungen vorerst zu ignorieren, wenn Sie Probleme beim Liegen haben und sich jeden Morgen unausgeruht aus dem Bett quälen?

<u>Zusammengefasst</u>
Diese ganzheitliche Veränderung ist ganz wichtig (falls Sie es nicht schon so machen), damit es Ihnen besser geht. Doch unter uns: wer hat schon Lust auf Veränderung der eigenen Komfortzone? Wir sind ja Gewohnheitstiere und verändern uns meistens nur aus zwei Gründen: «grosse Ziele» oder «grosse Schmerzen». Wenn Sie nicht zu Letzteren gehören möchten, ist entscheidend, dass Sie dranbleiben und dies künftig in Ihren Alltag und Ihrem «Denken» fix integrieren und automatisieren. Nur so ist die Nachhaltigkeit wirklich gewährleistet und dies sollte Ihr «grosses Ziel» werden. Wenn Sie andere Ergebnisse als bisher haben wollen, dürfen Sie anders handeln als zuvor. Eigentlich logisch, oder?

Unüberschaubarer Bettenmarkt
Konsumenten oft überfordert

Unter Umständen haben Sie sich jetzt entschieden nach einem neuen Bettsystem Ausschau zu halten. Oder vielleicht haben Sie bereits einige Versuche unternommen, Matratze, Lattenrost und Kissen zu finden. Oder Sie haben unglücklicherweise in den letzten Monaten bereits ein neues Bettsystem gekauft und sind damit nicht wirklich zufrieden. Wahrscheinlich haben Sie festgestellt, dass Sie von den unzähligen Angeboten auf dem Bettenmarkt überflutet werden. Es existiert ein riesen Angebot an verschiedensten Liegesystemen wie z. B. Luft, Wasser, Boxspring, Federkern, Visco, Naturmaterialien, usw. Jede Marke, jeder Hersteller und selbstverständlich jeder Verkäufer möchte Ihnen glauben machen, dass ihre Produkte die besten sind, um Ihre Probleme zu lösen. Viele Versprechen auf Besserung bis hin zu Schmerzfreiheit will Ihnen der Bettenmarkt unterjubeln. Produkt «XY» soll für alle Menschen die ultimative Lösung sein, um Beschwerden zu lindern.

Die Anbieter investieren Millionen von Franken in emotionale, verlockende und attraktive Werbe-Angebote, welche dem Konsumenten helfen sollen, besser zu schlafen und entspannter aufzustehen. Für _alle gesunden_ Menschen ist dies kein Problem, denn sie können auf sämtlichen nicht allzu harten und nicht durchhängenden Unterlagen vernünftig liegen und schlafen. Das klappt meistens ganz gut!

Diese Zufallsauswahl genügt definitiv nicht mehr, wenn Sie zu den Menschen gehören, die morgens gerädert, verspannt oder mit Schmerzen aufstehen oder sogar bereits in der Nacht mit diesen Symptomen erwachen. Und bestimmt auch nicht, wenn Sie zu den Menschen gehören, welche Operationen hatten oder durch ihre gesundheitliche Situation verstärkt von Verspannungen, Schmerzen und Beschwerden beim Liegen betroffen sind. Sie können zwar nach einigen Minuten Probeliegen feststellen, ob Ihnen das Bett angenehm ist, jedoch nicht, ob das Bett hilft, Ihre Probleme zu lösen oder zu lindern. Im Gegenteil, es besteht sogar das Risiko, dass Ihre Schlaf- und Liegeprobleme zunehmen und schlimmer werden. Die Gefahr liegt vor allem darin, dass ein neues Bettsystem schnell mal eine kurzfristige Verbesserung bringen kann. Dies passiert meistens, wenn sich das Liegeverhalten im Vergleich zu Ihrem alten Bett ein bisschen ändert, denn so haben die Muskeln «Pause», die zuvor immer arbeiten mussten.

Nach ein paar Wochen oder nach wenigen Monaten schaukelt sich der Teufelskreis der Verspannung jedoch wieder hoch und Sie haben dieselben Beschwerden wie vorher oder, noch schlimmer, vielleicht sogar neue.

Der Bettenverkäufer wird Ihnen jetzt sagen, dass die Rücknahmegarantie bereits abgelaufen sei. Und wenn Sie eine neue Matratze wünschen, möchte man Sie mit einem günstigen Angebot zu einem weiteren Kauf verführen. Das Problem liegt meistens darin, dass die Bettsysteme, welche die Menschen mit Schlaf- und Liegeproblemen aussuchen, nicht wirklich veränderbar sind. Es wird viel Geld für Systeme ausgegeben, die zwar nicht so schlecht sind, in die sie jedoch einfach nicht passen. Wenn Sie also nach Monaten feststellen, dass es noch nicht passt, kann man praktisch nichts mehr optimieren. Der Fehlkauf ist vorprogrammiert, eine Besserung meistens ein Glücksfall.

Diese Art von Beratung führt dazu, dass über 1/3 der Rat- und Lösungssuchenden, welche zu uns kommen, in den letzten ca. 2 Jahren bereits schon einmal ein Bettsystem von durchschnittlich ca. CHF 4'500.00 gekauft haben und darin nicht vernünftig liegen können. Diese Zahl ist dramatisch und zeigt eindeutig, dass ein Bett nicht nur gut sein muss, sondern wirklich zu Ihnen passen sollte. Ein Liegesystem, das für alle Menschen gut sein soll, existiert aus unserer Erfahrung definitiv nicht. Die Leidtragenden sind die Menschen, die solchen Versprechungen zum Opfer wurden und sich, trotz neuer Liege, jeden Morgen zum Bett rausschleppen.

Wie funktioniert Schlaf?
Die Schwierigkeiten für gesundes Liegen

Haben Sie sich auch schon gefragt, wie Schlaf funktioniert? Ein höchst spannendes Thema. Einige von Ihnen werden jetzt sagen «Ich lege mich hin, schlafe ein und erwache am Morgen wieder». Dies mag subjektiv so empfunden werden. Der Schlaf ist jedoch hochkomplex. Zwischen Einschlafen und Erwachen passieren unzählig viele Dinge, mit welchen man ganze Bücher füllen kann. Für Menschen, die unter Rückenschmerzen, Nacken-, Hüft- und Schulterschmerzen im Bett leiden, insbesondere durch Operationen oder durch die gesundheitliche Situation verstärkt, und für Schläfer, die von Verspannungen, Schmerzen oder Beschwerden beim Liegen betroffen sind, sind nachfolgende Schlüsselstellen im Schlaf von zentraler Bedeutung.

Der Wichtigkeit halber erwähne ich nochmals, dass das <u>entspannte Einschlafen</u> von sehr grosser Bedeutung sein kann.

Schauen Sie, nachdem wir einschlafen, sinken wir sehr rasch in den Tiefschlaf. Tiefschlaf bedeutet: Atmung, Hirnfrequenz, Blutdruck und Herzfrequenz fangen langsam an zu sinken. So lange bis wir unten im Tiefschlaf angekommen sind. Die Tiefschlafphase ist deshalb so bedeutend, weil wir da eine sehr lange Zeit bewegungslos da liegen. Diese bewegungslose Phase kann gut eine Stunde am Stück dauern. Unsere Liegemessungen zeigen sogar manchmal auch eine viel längere bewegungslose Phase. Es liegt in der Logik der Sache, dass nun die eingenommene Liegelage von zentraler Bedeutung sein kann. Denn wenn Sie nicht anatomisch-ergonomisch richtig liegen, müssen unter Umständen gewisse Muskeln oder Muskelgruppen so genannte Korrektur- oder Kompensationsarbeit leisten. Warum? Um Ihre Struktur, also u.a. um Knochen, Knorpel und vor allem Nerven zu schützen. Dies müssen sie ja tagsüber oftmals auch, jedoch nicht über einen solch langen Zeitraum in der ein und selben Position. Was in dieser Tiefschlafphase nun eben fehlt, sind sogenannte Entspannungsbewegungen. Und wenn Muskeln arbeiten müssen, weil sie nicht entspannen können bzw. dürfen, steigert sich die Spannung über den Zeitraum. Und Spannung macht ja bekanntlich irgendwann Schmerz, Schmerz macht noch mehr Spannung, usw. Sie erinnern sich? Genau, der Teufelskreis der Verspannung. Für alle gesunden Menschen meistens null Problem! Doch für Menschen mit sensibler Muskulatur und Problemen am Bewegungsapparat kann das massive Auswirkungen haben.

Der sogenannte REM-Schlaf, auch Hochschlaf bzw. Traumschlaf, bringt ebenfalls spannende Phänomene mit, wie z.B. eine faktische Gelähmtheit. Einige von Ihnen kennen das, richtig? Sie träumen, meistens etwas nicht so tolles, und können dann nicht wegfliegen oder wegspringen. Sie übertragen diese «Gelähmtheit» in den Traum. Dies ist meines Erachtens bezüglich der Auswirkungen auf die Muskulatur noch zu wenig erforscht worden. Zusammenfassend wissen wir, dass wir in der Nacht unter Bewegungsmangel leiden. Das können wir nicht ändern. Was heisst, dass Ihre Liegelage von absolut wichtiger Bedeutung ist, ob Sie sich morgens gerädert, steif oder verspannt fühlen und ob Sie Schmerzen haben oder nicht.

Ihren Körper verstehen
Erkenntnisse als Chance nutzen

Nachfolgend finden Sie die für Sie wichtigsten Informationen über Ihren Körper, welche für Liegeprobleme relevant sind. Selbstverständlich ist es viel komplexer, umfangreicher und weitläufiger als nachfolgend erläutert. Doch schlussendlich geht es ja darum, dass es nachvollziehbar und verständlich erklärt ist.

Nun, Schlafen ist zum Regenerieren da. Regeneration bedeutet vor allem muskuläre Entspannung, Reparaturarbeiten und Wiederaufbau. Sobald ein Muskel nicht entspannt, bewirkt das u.a. eine andere Hormonausschüttung. Somit wird zum Beispiel die Nährstoffaufnahme des Muskels teilweise stark verändert bzw. eingeschränkt. Spezifisch auf das Thema Liegen können wir weiter feststellen, dass eine gestreckte Muskulatur nicht entspannen kann. Sie glauben das nicht? Dann strecken Sie jetzt einmal Ihren Arm gerade aus. Während Sie den Arm gestreckt halten, versuchen Sie nun den Bizeps (Oberarmmuskel) zu entspannen. Und? Geht nicht, spüren Sie? Gestreckte Muskulatur kann man nicht entspannen. Dafür braucht es eine Biegung des Armes. Dies gilt auch für andere Muskelgruppen.

Was denken Sie also, ist es optimal gerade gestreckt auf dem Rücken zu liegen? Für Menschen mit Schmerzen und Verspannungen definitiv nicht. In einer zwar etwas abgeschwächten Version arbeiten dieselben Muskelgruppen, die den Körper bzw. die Strukturen beim Stehen in der aufrechten Position stabilisieren und tragen. Ist es somit logisch, dass wir in dieser Liegelage immer einer gewissen Spannung unterlegen sind? Umso schlimmer wird diese Streckung bei verkürzten Muskeln, wie z.B. dem Iliacus (Darmbeinmuskel) und dem Psoas major (Grosser Lendenmuskel), welche in der heutigen Gesellschaft sehr stark davon betroffen sind. Die verkürzte, spannende Muskulatur lässt das Becken, auf dem Rücken liegend, nach vorne kippen, erhöht dadurch die Spannung sowie den Zug im Kreuz und die Lendenlordose (Hohlkreuz) wird noch mehr verstärkt.

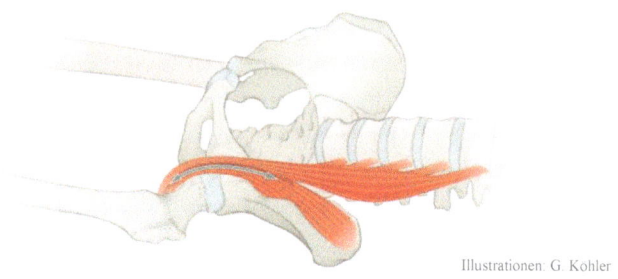

Illustrationen: G. Kohler

Fahren wir fort. Ungünstige Druckverhältnisse und Verdrehungen der Wirbelsäule beim Liegen haben zur Folge, dass Muskulatur eine Dauerleistung/-spannung erbringen muss. Damit werden gewisse Strukturen geschützt. Denn wussten Sie, dass die Muskulatur, nebst der Bewegung, u.a. auch für den Schutz von Strukturen zuständig ist?

Zwischen zwei Wirbeln hat es je Seite immer ein Nervenaustrittsloch, welches durch die Facettengelenke der Wirbel gebildet wird. Wie der Name schon sagt, treten jeweils ein Paar Spinalnerven aus dem Wirbelkanal aus und führen zu Organen, Muskeln und der Haut. Wenn diese Löcher durch Verdrehung, Verbiegung oder auch durch Abnützung der Bandscheiben kleiner werden, sind diese Nerven arg in Bedrängnis, was für unsereinen nicht sehr spassig ist.

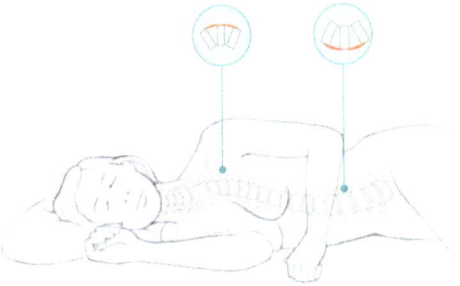

Illustrationen: G. Kohler

Und jetzt kommen die Muskeln zum Einsatz! Sie schützen nämlich die Nerven vor Verletzung, in dem sie mit grossem Kraftaufwand, entgegen der Einwirkung der Schwerkraft und des Liegens, diese Nervenlöcher offen halten. Dies kann zu verheerenden Verspannungen oder gar Schmerzen führen, gerade wenn Sie sich in diesem Moment in einer langen bewegungslosen Tiefschlafphase befinden. Ich weiss nicht, ob Ihnen nach und nach auffällt, wie wichtig diese Zusammenhänge sind.

Auch bereits kleinste Verdrehungen im Bett können folglich starke Auswirkungen auf den Körper haben. Sie fragen sich warum? Ganz einfach, kleine Spannungserhöhungen können über ein paar wenige Minuten noch harmlos sein. Doch kumuliert über einen langen bewegungslosen Zeitraum, wie wir es im Tiefschlaf haben, sind diese kleinen ungünstigen Zug- und Druckverhältnisse bei sensiblen Menschen ein grosses Problem.

Jetzt gibt es Muskeln, die ausdauernder sind als andere. Es gibt Stabilisatoren, die weniger schnell ermüden. Dann gibt es Mobilisatoren, welche für einen kurzen intensiveren Einsatz zuständig wären. In dieser rund stündigen Tiefschlafphase müssen diese Muskeln Zug- und Druckverhältnisse des falschen Liegens kompensieren, korrigieren und übermässig Arbeit leisten. Eine Arbeit, wofür sie nicht trainiert sind und vor allem in der Zeit unseres 24h-Tages, in welcher sie sich eigentlich erholen sollten. Und schon sind wir wieder im Teufelskreis der Verspannung. Sie erinnern sich? Macht schon Sinn, oder?

Eine weitere Gefahr bergen diese falschen Liegelagen zusätzlich: Nämlich zu hoher Druck auf die Bandscheiben. Liegen Sie sinnbildlich wie eine Banane im Bett, werden die Bandscheiben oft auf einer Seite ziemlich zusammengestaucht.

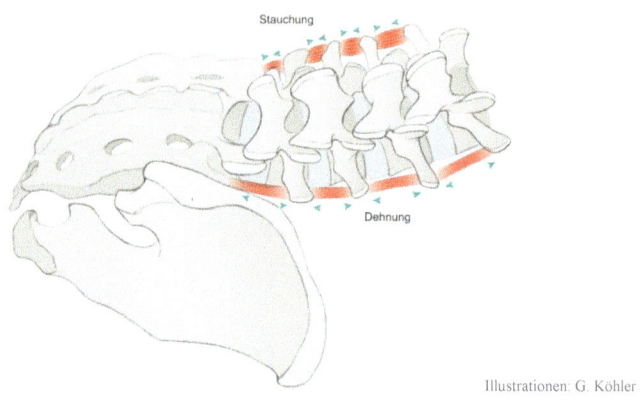

Illustrationen: G. Köhler

Dies hat zur Folge, dass sich die Bandscheibe nicht mit Nährstoffen und vor allem Flüssigkeit aufsaugen (sie hat ja keinen Platz) und so regenerieren kann. Und gerade durch die Belastung des Alltages sollten Bandscheiben in der Nacht regenerieren können. Eine Bandscheibe besteht zu ca. 80% aus Wasser. Stellen Sie sich also einen Schwamm vor. Ein zusammengedrückter Schwamm kann kein Wasser aufnehmen. Versuchen Sie es selbst. Tauchen Sie einen zusammengedrückten Schwamm in einen Eimer Wasser und Sie werden sehen, dass er danach nur sehr unbedeutend feuchter ist.

Schlussendlich kann dieser negative Kreislauf eine Dehydration (Austrocknung) der Bandscheiben zur Folge haben, was das Risiko einer Rissbildung sehr erhöht. Dieses Sprödewerden der Bandscheibe ist oft die Ursache einer Diskushernie (Bandscheibenvorfall). Eigentlich logisch, finden Sie auch? Zusammengefasst können wir sagen: Angespannte Muskulatur in der Nacht bei falscher Liegelage will den Körper schützen, erzeugt aber zu viel Druck auf andere Strukturen, wie z.B. die Bandscheiben.

Merken Sie sich: Ihr Körper handelt <u>immer</u> aus der besten Option, die man ihm bietet. Sie liegen somit nicht nur aus Freude an der Position so im Bett, wie Sie da liegen. Nein, es ist zurzeit die für Ihren Körper wahrscheinlich «beste» Option; oder treffender formuliert «die weniger schlechtere».

Sobald Sie regelmässig Verspannungen und Schmerzen spüren, ist das ein ernstzunehmendes Alarmzeichen Ihres Körpers! Er teilt Ihnen mit, dass gewisse Strukturen in Gefahr sind, wenn Sie nichts verändern. Deshalb ist es von zentraler Bedeutung druckfrei und ergonomisch richtig zu liegen und alle notwendigen Begleitmassnahmen umzusetzen, um Schlimmeres zu verhindern.

Gesunde Liegelage
Bauch, Rücken, Seite – was ist richtig?

Ist es denn wichtig in welcher Lage Sie im Bett liegen? Nun, wenn es Ihnen morgens gut geht und Sie beim Aufstehen keine Beschwerden haben, dann ist es wohl nicht so entscheidend, wie Sie im Bett liegen. Egal ob auf dem Rücken, auf der Seite oder sogar auf dem Bauch. Wenn Sie jedoch morgens Probleme, wie Rückenschmerzen und Nackenverspannungen, haben, sieht das Ganze anders aus.

In welcher Lage schlafen Sie ein? Rund 80% unserer Kunden versuchen auf der Seite einzuschlafen. Bei der Frage in welcher Position sie morgens erwachen, sehen wir häufig fragende Gesichter. Wieso ist diese Antwort denn überhaupt wichtig? Ganz einfach. Sie zeigt uns, wie sich Ihr Körper verhält, wenn er frei wählen kann bzw. erklärt unter Umständen Schmerz- und Verspannungszustände. Wenn Sie zwar auf der Seite einschlafen, jedoch regelmässig auf dem Rücken erwachen, bedeutet dies nämlich, dass es für Sie offenbar auf der Seite nicht wirklich passt. Wie Sie aus dem vorherigen Kapital ja bereits wissen, ist es logisch, dass Kreuzschmerzen auf dem Rücken liegend schneller entstehen. Gestreckte Muskulatur kann eben nicht entspannen und auf dem Rücken liegen Sie nun mal gestreckt, es sei denn Sie haben ein passendes Sitzbett. Logisch? Sie können ja mal gestreckt auf den Fussboden liegen (ohne die Beine anzuwinkeln) und nachprüfen wie Ihr Befinden nach 20 Minuten ist. «Autsch»? Bei den meisten beginnt es schon nach wenigen Minuten zu schmerzen.

Nach den vorherigen Kapiteln verstehen Sie langsam die Logik, dass für alle Menschen mit Rückenschmerzen, Nackenproblemen und anderen Wirbelsäulenerkrankungen die Bauchlage absolut verboten ist. Die Verdrehungen der Wirbelsäule und das Durchhängen der Lendenlordose (Hohlkreuz) in der Bauchlage sind zu gross, um eine lange bewegungslose Tiefschlafphase problemlos und ohne spürbare Folgen zu überstehen. Ebenfalls wird durch die Abwendung des Kopfes zur Seite eine Verdrehung der Wirbelsäule gefordert und dies provoziert wieder eine vermehrte Spannung der filigranen Muskelpartien im Nacken- & Halsbereich.

Die Seitenlage bietet somit die beste Voraussetzung für Entspannung. Doch ein Bett muss wirklich passen, damit Menschen mit Rückenschmerzen und Nackenverspannungen wirklich gut auf der Seite liegen. Die Herausforderung hierbei ist es, den Druck auf die Schulter und die Hüfte und das Abknicken der Taille zu verhindern.

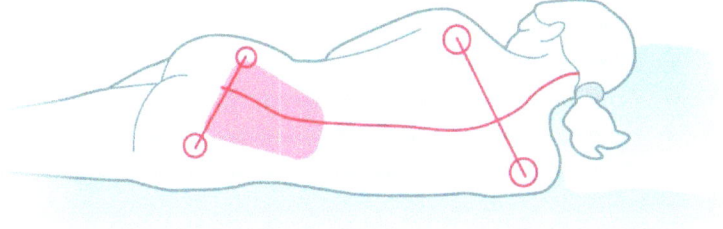

Illustrationen: G. Köhler

Wenn es aus gesundheitlichen Gründen nicht möglich sein sollte auf der Seite zu liegen, ist die Rückenlage zu empfehlen. Aber wichtig dabei ist, dass Sie ein verstellbares Rückenteil haben, welches Sie ca. 7-10 cm anheben können. Ebenso ist es entscheidend, dass Sie unter der Kniekehle einen grossen Knick machen können, welcher Ihr Becken nach hinten kippen lässt und somit Ihre Muskulatur im Kreuz entspannen kann. Das bedeutet für Sie, dass Sie ein vernünftiges Sitzbett brauchen.

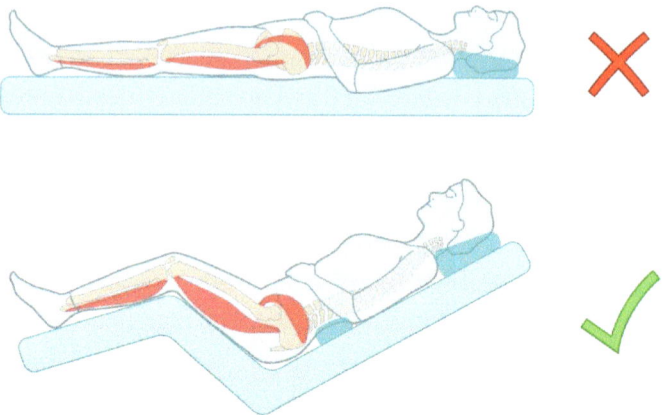

Illustrationen: G. Köhler

Wenn Sie jetzt versuchen in Ihrem alten Bett immer auf der Seite einzuschlafen, ist ein Misslingen sehr wahrscheinlich. Sie werden trotzdem immer wieder in der bisherigen Lage erwachen. Warum ist das so? Der Körper handelt immer aus der besten Option, welche er vorfindet. Erinnern Sie sich? Das heisst, er kann nur auf der Seite liegen bleiben, wenn das die für ihn beste Option ist. Wenn das Bett nicht passt oder andere Faktoren die Seitenlage verhindern, scheint dies nicht die beste Option zu sein. Folglich gibt es Gründe, warum Sie im Moment so liegen, wie Sie liegen. Sie folgen mir noch? Gut, denn jetzt wird es spannend.

Sie können Ihr Bett einer optimalen Liegelage anpassen, sofern es dies ermöglicht. In den kommenden Kapiteln finden Sie einige Tipps, die Sie an Ihrem Bett direkt umsetzen können. Damit haben Sie die Chance, besser auf der Seite zu liegen und somit besser zu entspannen. Sollten diese Tipps nicht helfen, brauchen Sie die fachliche Hilfe eines Liegeprofis.

Rückenschmerzen im Bett
Was können Sie dagegen tun

Rückenschmerzen am Morgen sind ein weit verbreitetes Problem. Fast jeder zweite der über 50-Jährigen kann von dieser Leidens-Erfahrung erzählen. Oft beginnt es harmlos und steigert sich so weit, dass Menschen auch im Alltag durch diese Beschwerden behindert werden. Ein Besuch beim Arzt ergibt häufig Diagnosen wie abgenutzte Bandscheiben, Arthrose in den Lendenwirbeln, Abnützungen, usw. Also nichts, was man «reparieren» könnte. Muskelproblematiken bleiben leider häufig unentdeckt. Wenn Sie also Beschwerden haben, die bei Bewegung nachlassen, lohnt es sich sicher, die Muskulatur von einem Profi prüfen zu lassen.

Die sogenannte altersbedingte Abnutzung ist weit verbreitet und viele Tausende leiden vor allem im Bett darunter. Die Behandlung führt meistens über eine Physiotherapie, die zwar oft eine gewisse Erleichterung bringen kann, aber sobald die Therapie abgesetzt wird, sind die Beschwerden wieder da. Die Liegeprobleme werden somit wieder grösser bzw. sie sind nicht nachhaltig gelöst. Solche Therapien sind eben leider bei reinen Liegebeschwerden nicht die alleinige Lösung und beheben die Ursache nicht.

Das Übel ist, dass degenerative Rückenprobleme oft durch andere negative Ursachen verstärkt werden. Diese verschiedenen Einflüsse steigern sich gegenseitig negativ, oftmals Nacht für Nacht. Der naheliegende Griff zu einer neuen Matratze oder einem neuen Bettsystem bringt oftmals keine wirkliche Erleichterung. Es sind verschiedenste Komponenten, die beeinflusst werden müssen und leider oftmals nicht erkannt werden. Sollten Sie also zu den Menschen gehören, welche ihre Rückenschmerzen im Bett erfolgreich bekämpfen wollen, brauchen Sie eine kompetente, ganzheitliche Liege-Beratung. Die Berücksichtigung aller spannungs-verursachenden Einflüsse ist Match-entscheidend. ***Probeliegen und Testmatratzen sind <u>keine</u> zuverlässigen Methoden, um Rückenschmerzen im Bett zu reduzieren!***

Tipp vom Experten
Wenn Sie unter Rückenschmerzen im Bett leiden, ist das entspannte Einschlafen eine der wichtigsten Massnahmen. Entspannungsübungen, wie z.B. das erwähnte «Moving», helfen Ihnen bereits entspannter im Tiefschlaf anzukommen. Gleich nach den Übungen entspannen Sie 10-15 Minuten auf dem Rücken mit einer mindestens 20cm dicken Rolle unter den Knien (dünnere am besten direkt unter die Matratze legen).

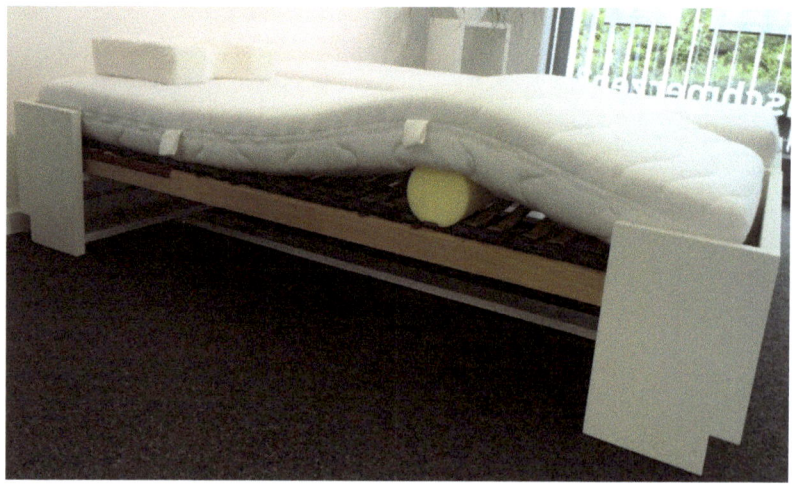

Das hilft Ihnen die Rückenmuskulatur zu entspannen. Denn je entspannter Sie einschlafen, desto grösser ist die Chance, dass Sie die Nacht nicht ganz so verkrampft durchlaufen und umso entspannter, schmerzfreier und erholter können Sie morgens aufstehen. **Wenn es geht, sollten Sie natürlich die Seitenlage unbedingt fördern,** denn es ist die sinnvollste Lage bei Liegeproblemen! Um das Abknicken der Taille zu verhindern, können Sie sich eine Rolle aus einem Handtuch machen und unter dem Fixleintuch positionieren. Bei regelmässigen Kreuzschmerzen brauchen Sie unbedingt ein Sitzbett, welches Sie liegend einfach bedienen können. Es ist nicht immer gleich ein motorbetriebener Lattenrost notwendig. Es gibt manuell verstellbare Sitzbetten, welche sinnvoll sind. Die Teilnehmer unserer Info-Anlässe sind immer wieder begeistert, welche Alternativen es dafür gibt.

Ebenso ist es wichtig, dass Sie Ihr Becken weich lagern können. Deshalb braucht Ihre Matratze eine <u>weiche</u> Zone im Hüftbereich, damit das Einsinken möglich ist.

Diagnose vom Arzt
Bandscheibenvorfall, Ischialgie, Skoliose, Gleitwirbel, usw.

Es gibt ganz viele verschiedene Diagnosen in Bezug auf die Wirbelsäule. Viele Bettenverkäufer würden Ihnen jetzt zu einem Bettenwechsel raten. Ist das wirklich nötig? Wenn Sie in der Nacht gut schlafen, sich wohl fühlen, es für Sie bequem ist und Sie morgens fit und schmerzfrei aufstehen, selbstverständlich nicht.

Gehören Sie jedoch zu den Schläfern, welchen es im Bett nicht wohl ist? Haben Sie das Gefühl, dass Ihre Probleme wegen dem Bett schlimmer sind? Oder haben Sie Tag und Nacht Schmerzen? Dann ist eine Überprüfung Ihres Bettsystems auf jeden Fall dringend zu empfehlen. Auch wenn das Liegen nicht direkt für die Beschwerden verantwortlich ist, kann ein richtig auf Sie passendes System helfen, die Probleme viel besser zu kontrollieren. Denn wenn Sie zum Beispiel eine Diskushernie (Bandscheibenvorfall) haben, welche von einer Nervenreizung begleitet wird, muss die Muskulatur den ganzen Tag eine verstärkte Mehrleistung bringen. Das bedeutet, dass Ihre Muskulatur schneller überlastet ist und folglich in der Nacht umso mehr Regenerationsmöglichkeiten braucht. Ist dies nicht gegeben und kann Muskulatur nicht entspannen, können Ihre Schmerzen und Probleme noch schlimmer werden.

Nach Operationen wird das Liegen vielfach zur Belastung. Auch da gilt die Regel: Wenn Sie sich morgens erholt und entspannt fühlen und in der Nacht gut liegen, ist ein Tausch der Schlafunterlage erst alters- und nutzungsbedingt wieder notwendig.

Kissen bei Nackenverspannung
Warum das oft erfolglos bleibt

Sie suchen das richtige Kissen, um Ihre Nackenprobleme zu lösen? Haben Sie schon einige Kissen probiert und immer noch nicht das passende gefunden? Leider muss ich Sie enttäuschen! Denn ein hartnäckiges Nackenproblem können Sie mit einem Kissen nicht lösen. Ein Kissen bringt Ihnen vielleicht anfänglich eine kleine Verbesserung. Aber bald melden sich die Beschwerden zurück. Viele Menschen haben schon einige Kissen probiert und sind die Nackenverspannungen trotzdem nicht losgeworden. Der Grund ist simpel und logisch. Das Problem ist nämlich, dass Ihre Schulter auf der Seite liegend nicht genügend Platz hat und nicht genügend in die Matratze einsinken kann. Die Schulter wird also in der Seitenlage zwischen dem Körper und der Matratze eingeklemmt.

Kaum eine Matratze schafft es 10 cm Druck aufzunehmen. So tief muss eine Schulter nämlich plus minus abgesenkt werden können, damit eine Entlastung des Schultergelenks, des Schulterblatts und des Schlüsselbeins erreicht werden kann. Denn genau über diese Skelett-Strukturen wird der Druck von der Schulter über das Schlüsselbein auf die Halswirbelsäule abgeleitet und löst wiederum Kompensations- bzw. Korrekturspannung der Schulter-, Hals- und Nacken-Muskulatur aus.

Illustrationen: G. Kohler

Wir Menschen haben auch gut und gerne eine Differenz von um die 10cm zwischen dem äussersten Punkt der Schulter und der Taille. Diese Differenz <u>sollte</u> vom Bettsystem in der Seitenlage ausgeglichen werden. Doch die wenigsten Betten können das und die Matratze alleine erst recht nicht. Gerade leichte Menschen mit ausgeprägter Taille, häufig schlanke Damen, haben zu wenig Gewicht, um diese Differenz zwischen Schulter und Taille auszugleichen – ihnen fehlt schlicht die Voraussetzung durch Gewicht die Matratze weg zu drücken.

Die Folge ist ein Abknicken der Taille und ein verstärktes Aufstellen der Schulter. Der Druck auf die Nackenmuskulatur ist somit noch höher. Wenn Sie nun versuchen diese fehlende Absenkung durch ein hohes Kissen zu kompensieren, knickt Ihre Taille noch mehr ab, die Hals- & Nackenmuskulatur ist noch mehr unter Spannung und in der Folge entstehen gerne Spannungskopfschmerzen. Bildlich gesprochen ist der Körper nun am Kopf aufgehängt. Zusätzlich werden bei solchen Lagerungen oder auch beim ständigen «Stopfen» der Kissen die filigranen Blutgefässe im Hals-/Nackenbereich belastet. Ebenso kann das Abknicken der Taille Rückenprobleme verursachen. Sie erkennen, dass da viele Faktoren zusammenspielen? Gut, fahren wir weiter.

Auf dem Rücken liegend ist die Grundspannung auch auf die Nackenmuskulatur zu hoch. Ahnen Sie es bereits? Genau! Gestreckte Muskulatur kann nicht entspannen. Zudem ist auf dem Rücken liegend das seitliche Abkippen des Kopfes wieder mit einer Rotation in der Halswirbelsäule verbunden und somit häufig auch nicht die Lösung. Um Ihre Nackenverspannungen und -probleme im Bett wirklich lösen zu können, brauchen Sie die perfekte Kombination von Lattenrost und Matratze mit einer Schulterabsenkung, welche mindestens 8-10 cm tief eingestellt werden kann. Die Matratze braucht zwingend eine ganz sanfte, weiche und flexible Schulterzone. Die Auswahl des passenden Kissens ist ebenso wichtig, doch bestimmt nicht die Lösung der Ursache. Es ist klar, dass dies nur für diejenigen gilt, welche in diesem Bereich ihre sensiblen Stellen haben. Junge und gesunde Schläfer können auf fast allen Unterlagen entspannt schlafen. Ein 10-Jähriger kann ohne Probleme auf einem harten Teppich übernachten, ohne Verspannungen zu generieren.

Wenn Sie regelmässig unter Nackenverspannungen und Schulterbeschwerden leiden, diese vor allem in der Nacht entstehen und morgens schlimmer sind, empfehle ich Ihnen dringend eine professionelle Bettenberatung in Anspruch zu nehmen. Die Betonung liegt auf professionell! Also keine 0815-Möbelhaus-Beratung. Auch Billig-Matratzenläden werden Ihnen nicht helfen und können Ihr Problem teilweise sogar massiv verschlechtern. Formkissen, die Sie in vielen Drogerien, Bettengeschäften oder bei Therapeuten erhalten, werden Ihr Problem langfristig nicht lösen. Sie brauchen einen Experten, der vom Liegen etwas versteht.

Tipp vom Experten
Achten Sie darauf, dass Sie nicht zu hohe und zu feste Kissen haben. Wenn es geht, entfernen Sie bei Ihrem Lattenrost im Schulterbereich ca. 25-30 cm der Latten, damit ein richtiges Loch entsteht. Die Matratze sollte eine wirklich weiche Schulterzone haben. Wenn dies nicht zufriedenstellend hilft, dann suchen Sie einen rls-zertifizierten Liegeberater auf. Diese sind hersteller- und produktunabhängig geschult, um genau solche Probleme fachlich richtig zu betreuen.

Kopfweh am Morgen
Ohne Schmerzen in den Tag

Kopfschmerzen am Morgen können mit einem festlichen Anlass am Vorabend zu tun haben. Dies meine ich jedoch nicht damit. Viele Menschen klagen nämlich regelmässig über morgendliche Kopfschmerzen. Gehören Sie auch dazu? Dann passen Sie jetzt gut auf. Wenn sämtliche belastenden Stressfaktoren reduziert sind, das Trink- sowie Essverhalten überprüft wurde, Sie Ihre Haltung im Alltag unter die Lupe genommen haben und dennoch regelmässig unter Kopfschmerzen am Morgen leiden, kann das durchaus mit Ihrem Bett zu tun haben. Im Speziellen diejenigen Kopfschmerzen, die vom Nacken her über den Kopf zur Stirn ziehen.

Wenn in Ihrem Bett eine vernünftige Schulterabsenkung fehlt, entsteht im Halswirbelbereich ein Knick. Diesen Knick werden Sie mit dem Kissen zu kompensieren versuchen. Der Versuch den schweren Kopf zu stützen, damit er nicht hängt, bedeutet oftmals einseitige Zugverhältnisse der Muskulatur im Hals-, Nacken- und Kopfbereich. Meistens versucht man das Problem mit verschiedenen Kissen zu lösen. Oftmals ist das Kissen jedoch zu dünn oder zu dick. Damit Sie eine wirkliche Chance auf Besserung haben, muss das Bett eine Schulterabsenkung von mind. 8-10 cm haben, so dass die Nackenmuskulatur entspannt und entlastet wird. Ebenso muss das Kissen perfekt zur Schlafunterlage passen.

Auch sehr wichtig sind die notwendigen Begleitmassnahmen. Diese sollte Ihnen ein Liegeberater für Ihren individuellen Fall zusammenstellen können.

Tipp vom Experten

Sollten Sie regelmässig am Morgen Kopfschmerzen haben, die vom Nacken her ausstrahlen, und Sie schon vieles versucht haben, kontrollieren Sie Folgendes: Liegt Ihre Halswirbelsäule in der seitlichen Liegelage waagerecht zum Körper? Und liegt der Kopf ebenfalls gerade? Idealerweise ergibt sich aus der gesamten Wirbelsäule im Kreuz-, Lenden- und Brustwirbelbereich eine gerade, waagerechte Linie, weiterführend zur Halswirbelsäule bis zum Scheitel. Natürlich ist dies nicht der alleinige Indikator für ein passendes System, aber es liefert eine wichtige Richtlinie für ergonomisches Liegen. Wenn dies nicht der Fall sein sollte, wenden Sie sich an einen zertifizierten Liegeberater, um mögliche Schritte zur Schmerzlinderung zu prüfen.

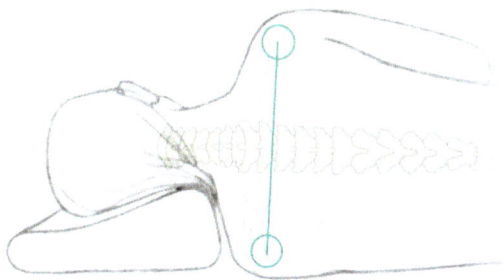

Illustrationen: G. Kohler

Schleudertrauma
Richtiges Liegen fordert Perfektion

Kennen Sie Menschen mit einem Schleudertrauma? Oder sind Sie sogar selbst davon betroffen? Dann sind folgende Zeilen wahrscheinlich sehr spannend für Sie!

Obwohl diese Menschen in den letzten Jahren immer mehr in die Simulanten-Ecke gestellt wurden, gibt es zahlreiche Betroffene, welche wirklich stark unter diesen Struktur-Verletzungen leiden. Auch wenn ein Schleudertrauma klinisch nicht wirklich belegbar ist, haben ganz viele von ihnen Probleme beim Liegen. Warum ist das so?

Da es sich beim Schleudertrauma unter anderem um eine muskuläre Angelegenheit handelt und die Nackenmuskulatur speziell filigran und sensibel ist, verursachen die langen bewegungslosen Phasen im Tiefschlaf umso mehr Verspannungsprobleme und Schmerzen. Gerade für sie ist es von zentraler Bedeutung, dass der Kopf, der Nacken und die Schultern wirklich sauber gelagert werden. Das bedeutet, dass die kleinste Fehlstellung der bereits vorgeschädigten Strukturen während des Liegens zu äusserst schmerzhaften Reaktionen führen kann.

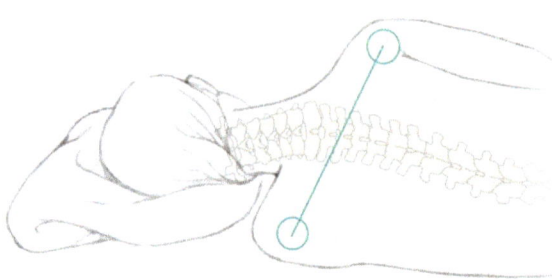

Illustrationen: G. Köhler

Eine Fehlstellung führt zu Kompensations- und Korrekturspannung. Diese wird durch fehlende Entspannungsbewegungen in der bewegungslosen Tiefschlafphase verstärkt. Das wiederum macht mehr Schmerzen, mehr Schmerzen macht mehr Spannung, mehr Spannung macht noch mehr Schmerzen, usw. Und auch da spielt der Teufelskreis der Verspannung wieder eine bedeutende Rolle. Da die Beschwerden oftmals auch den Tag durch spürbar sind, endet dieser Teufelskreis der Verspannung gerade bei Schleudertrauma-Patienten selten bis gar nie. Jede kleinste Überspannung macht gleich wieder Schmerzen.

Ganz wichtig hierbei ist die muskuläre Regeneration in der Nacht. Dies bedingt ein auf Ihre individuellen Konturen perfekt angepasstes Bettsystem. Sie brauchen eine sehr stark absenkbare Schulterzone von bis 12 cm. Das Kissen muss den Kopf sanft und präzise lagern, um eine Fehlwinkelung des Kopfes unbedingt zu verhindern. Oft müssen auch die Beine sehr präzis gelagert werden, um Besserung zu erreichen.

Zu grosse Veränderungen können den Körper allerdings überfordern. Deshalb lassen sich gute Ergebnisse erzielen, wenn man schrittweise vorgeht. Dies fordert vom Patienten oftmals etwas Geduld, welche sich aber in jedem Fall lohnen kann.

Haben Sie schon festgestellt, dass sich der Kreis langsam zu schliessen beginnt? Für eine gute Lösungsfindung ist folglich eine fachlich-fundierte und ganzheitliche Beratung unerlässlich.

Tipp vom Experten
Hier können Sie den gleichen Tipp wie beim Kapitel «Nackenverspannung» anwenden.

Die Bettlösung muss allerdings noch besser, also perfekt, auf Sie passen. Manchmal ist sogar Millimeter-Arbeit erforderlich. Deshalb rate ich Ihnen dringend eine fachlich kompetente Bettenberatung in Anspruch zu nehmen. Ein Fall für die Liege- und Schlafexperten der ruhepuls in Seuzach (bei Winterthur/Schweiz).

Schulter- & Hüftprobleme
Sanft einsinken statt Druck

Viele Menschen stellen fest, dass sie unangenehmen Druck beim Liegen im Bett empfinden. Wieso ist das so?

Schauen Sie, es ist nun mal so, dass die Seitenlage aufgrund der kurvenreichen Körperform eine Herausforderung darstellt. Die Schulter und auch das Hüftgelenk stehen gegenüber der Taille doch ziemlich vor. Einverstanden? Wenn Sie nun auf einer festen Matratze auf der Seite liegen, drückt die Matratze die Schulter und die Hüfte nach oben.

Illustrationen G. Kohler

Dies kann zu Schmerzen und teilweise auch zu Entzündungen an den Gelenken führen. Vielfach versucht man diesen Druck zu vermeiden und auszuweichen, indem man z.B. die Schulter leicht nach vorne zieht oder den Arm nach hinten raus streckt. Breitschultrige Männer nehmen oft den Oberarm hoch unter den Kopf und verteilen den Druck somit auf eine grössere Fläche des Armes; oft gefolgt von Taubheitsgefühlen. Dieses Ausweichen ist zwar für den Moment eine kurze Entlastung, birgt aber in der langen, bewegungslosen Phase des Tiefschlafs wieder die Gefahr von Verspannungen. Denn selbstverständlich ist die Verdrehung der Wirbelsäule durch das Vor- oder Zurückziehen der Schulter nicht optimal und belastet auch die Gelenke.

Bei übermässigem Hüftdruck neigen Menschen dazu, Kreuzschmerzen zu bekommen. Auch hier versuchen die meisten auszuweichen. Kennen Sie die Bewusstlosen-Lagerung?

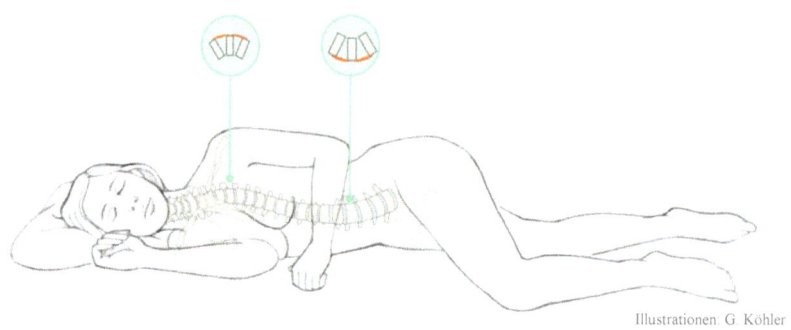

Illustrationen: G. Köhler

D.h. Sie liegen auf der Seite, das obere Bein ist mehr angewinkelt als das untere, kippt zusätzlich auf die Matratze ab und liegt zur besseren Stabilisation etwas weiter vor. Viele nicken bei dieser Frage. Spannend ist zu wissen, wieso man sich so positioniert. Sobald nämlich der Druck auf die Hüfte bzw. das Hüftgelenk zu stark wird, versuchen wir diesem Druck auszuweichen, indem wir die Hüfte abdrehen, um somit diesen punktuellen Druck besser zu verteilen. Das funktioniert sehr gut, abgesehen davon, dass die Rotation im Lendenbereich Probleme verursachen kann. Die Lendenwirbelsäule ist nicht für grössere Rotationen und Verdrehungen geeignet und reagiert deshalb sehr empfindlich auf solche «Ausweich- und Fluchtpositionen». Andere sogenannte Fluchtlagen sind die Bauch- und die gestreckte Rückenlage, was selbstverständlich für Menschen mit Rückenschmerzen und Nackenproblemen wiederum überhaupt nicht gut ist.

Der hohe Druck auf Schulter und Hüfte entsteht durch zu harte Matratzen. Einige Matratzen haben in der Hüfte sogar noch eine Verstärkung (festeres Kern-Material), was solche Probleme fördert. Ebenso bieten die meisten Lattenroste nur die Möglichkeit in der Hüfte noch härter zu stellen, statt weicher. Das macht keinen Sinn, einverstanden? Wenn Sie Schulter- und Hüftprobleme haben oder sogar Operationen hatten, ist es umso wichtiger, dass die Seitenlage perfekt auf Ihren Körper angepasst wird.

Tipp vom Experten
Wenn Sie auf der Seite liegend Schulter- und Hüftprobleme haben oder unangenehmen Druck verspüren, nehmen Sie bei Ihrem Lattenrost in der Schulterzone ca. 25-30 cm der Latten komplett heraus, so dass in diesem Bereich ein Loch entsteht. Ebenso unter der Hüfte bzw. dem Hüftgelenk zwischen ca. 15-20 cm. Beobachten Sie, ob dies eine Besserung bringt. Eine Matratze muss dies selbstverständlich auch noch mitmachen können. Wenn also die Probleme, trotz den erwähnten Veränderungen, bleiben sollten, ist das ein Fall für einen Spezialisten.

Hin & her wälzen
Unruhiges und unbequemes Liegen

Sie finden oft keine bequeme Liegelage und wälzen sich regelmässig hin und her? Auch das hat einen logischen Hintergrund. Es gibt verschiedene Ursachen, warum es jemandem im Bett nicht wohl ist. Wenn es zum Beispiel nur ganz selten vorkommt, dass Sie sich im Bett unwohl fühlen oder es als unbequem empfinden, kann das mentaler oder physischer Stress sein, den Sie vom Alltag mit ins Bett genommen haben. Taucht das Suchen nach einer bequemen Liegelage beim Einschlafen oder in der Nacht jedoch regelmässig auf, scheint mit Ihrem Bett irgendetwas nicht zu stimmen. Vermutlich passt es eben nicht zu Ihnen.

Es ist deshalb problematisch, weil viele durch diese Unruhe nicht einschlafen oder nicht wieder einschlafen können. Nicht selten trainieren sich Menschen so wortwörtlich ein Schlafproblem an. Dieses kann dann durchaus bestehen bleiben, auch wenn Sie einen Bettenwechsel vornehmen. Entscheidend ist es diese Zusammenhänge zu kennen. Sollten Sie also regelmässig Unruhe, unangenehmen Druck oder unbequeme Liegelagen verspüren, wenden Sie sich an einen ausgebildeten Schlaf- und Liegeberater, damit man Ihnen frühzeitig und rechtzeitig die richtige Hilfestellung geben kann.

Schnarchen / Apnoe
1x Tagesmüdigkeit für alle

Sie kennen das? Man ist todmüde, möchte in Ruhe schlafen, doch der Partner, der neben einem liegt, scheint ganze Wälder zu zersägen. Schnarchen! Ganz oft das Leid des Partners, denn dieser kriegt die lauten Geräusche mit und findet so oftmals nicht in den Schlaf. Doch letztlich ist es häufig auch für die betroffenen Schnarcher eine Belastung. Und zwar immer dann, wenn die Schnarcher selber an starker Tagesmüdigkeit leiden und sich morgens nicht erholt fühlen, sondern total müde und erschöpft sind. Dies bedeutet nämlich, dass die Qualität des eigenen Schlafs durch das Schnarchen belastet wird.

Eng verwandt und doch nicht dasselbe ist die sogenannten obstruktive Schlafapnoe. Eine Apnoe bezeichnet kürzere und teilweise längere Atemaussetzer des Betroffenen. Diese können bis zu einer Minute und auch länger dauern. Wir beobachten das häufig bei beleibteren Personen mit kräftigem Hals. Stellen Sie sich vor, Sie trinken ein dickflüssiges Getränk mit einem Strohhalm. Jetzt ziehen Sie so fest daran, dass sich der Strohhalm zusammenzieht und ein Vakuum entsteht. Je mehr Sie nun ziehen, desto stärker wird das Vakuum und desto weniger Flüssigkeit kommt durch. Dies passiert, ganz einfach erklärt, in etwa bei einer Schlafapnoe. Sobald das «Notfallalarmsystem» des Körpers reagiert, lässt der Sog für einen kurzen Augenblick nach und der Apnoeiker schnappt heftig nach Luft.

Eine Schlafapnoe kann sehr gefährlich werden. Oftmals zählt der Partner nebenan die Sekunden: 22, 23, 24… 43, 44, 45… und hofft, dass bald das nächste Einatmen des geliebten Menschen nebenan stattfindet. Sie kennen das? Die Apnoeiker leiden sehr stark, vor allem an Tagesmüdigkeit, denn die Tiefschlafphasen werden ganz stark gestört und belastet. Der Tiefschlaf ist für die Gesundheit des Menschen nämlich zentral. Und deshalb wird er vom Körper immer nachgeholt und eingefordert, sobald er zu wenig davon bekommt. Das kann so weit führen, dass man während des Tages einfach einschläft. Dieser geniale, lebenserhaltende Mechanismus wird unter Umständen plötzlich zur tödlichen Gefahr, nämlich im Strassenverkehr oder beim Bedienen von Maschinen.

Viele Schnarcher und Apnoiker haben dieses Phänomen <u>oftmals nur in der Rückenlage</u>. Und Sie wissen ja jetzt, dass die Rückenlage eine Fluchtlage ist, weil die Seite nicht passt. **Das bedeutet, vielen Menschen könnte geholfen werden**, wenn sie ein passendes Bett für eine optimale Seitenlage hätten. In jedem Fall ist es <u>sehr wichtig</u>, dass Sie bei Verdacht auf eine Apnoe und/oder überdurchschnittlicher Tagesmüdigkeit bitte so oder so dringend Ihren Hausarzt aufsuchen, falls Sie dies nicht schon getan haben.

Sie denken jetzt vielleicht, dass ein Bett bei solchen medizinischen Diagnosen nichts bringt. Weit gefehlt. In 6 von 10 Fällen kann die Auswirkung einer diagnostizierten Apnoe mit einem passenden Bett durchaus stark gelindert und teilweise sogar ganz beseitigt werden. Oftmals könnte man auch die störende Atemmaske mit «Rüssel» durch eine passende Liegelage vermeiden. Ob Sie dazu gehören, kann ich Ihnen nicht sagen. Doch es könnte sich lohnen, dies mindestens zu überprüfen. Finden Sie nicht auch?

Welche Bettsysteme helfen
Wasser, Luft, Natur, Visco, Boxspring, usw.

Die Qualität der meisten Bettsysteme ist unbestritten gut und genügt für Menschen ohne Rückenschmerzen und Nackenverspannungen ohne weiteres. Bei ernsthaften Beschwerden sieht das aber anders aus. Gesunde und ganz junge Menschen können auf jeder, einigermassen punktuell-weichen Unterlage vernünftig schlafen. Ein 10-Jähriger kann sogar ohne Beschwerden auf dem harten Fussboden übernachten. Auch die meisten 20-Jährigen können auf fast allen Betten vernünftig liegen.

Oftmals zeigen sich die ersten Verspannungs-«Problemchen» so ab 30 Jahren. Ab ca. 40ig werden aus unbehandelten oder nicht beachteten Problemchen oft ausgewachsene Probleme. Ab dem Moment, wo Ihr Körper anspruchsvoll wird und Beschwerden eine präzis passende Lösung erfordern, kann es mit selbstregulierenden, zu harten oder weich-hängenden Betten schwierig werden. Dieser Prozess beginnt meistens schleichend und explodiert wortwörtlich irgendwann über Nacht. Oftmals angestossen durch einen neuen Faktor oder ein Ereignis. Zwischen 50 und 70 Jahren ist der Körper so anspruchsvoll, dass er bei ganz vielen Menschen bereits bei der minimalsten Abweichung von einer perfekten Liegelage mit Schmerzen reagiert.

Jetzt beginnt die Herausforderung erst recht, denn die betroffenen Menschen müssen konsequent nahezu perfekt gebettet werden. Das Bett muss nicht mehr bloss gut sein, sondern es muss auch wirklich zu dem anspruchsvollen Körper passen. Da scheitern die meisten Bettenverkäufer leider kläglich, weil sie zwar vielleicht viel über ihre Produkte wissen, jedoch zu wenig bis gar nichts über den menschlichen Körper.

Dieses anatomische und ergonomische Grundwissen ist jedoch unabdingbare Voraussetzung diesen Menschen helfen zu können. Doch nicht nur die Berater haben ihre liebe Mühe. Nein, auch die meisten Bettsysteme erfüllen nicht die nötigen Anforderungen, um Rückenschmerzen und Nackenverspannungen gezielt zu vermeiden oder mindestens zu reduzieren.

Die meisten Bettsysteme sind für den Durchschnitt konstruiert, so z.B. die Mehrzonenmatratzen. Leider sind nur die wenigsten Menschen wirklich Durchschnitt. Die einen grösser, die anderen kleiner, schlanker oder korpulenter, leichter oder schwerer. Und der Durchschnitt? Liegt exakt zwischen drin. Und das hilft niemandem, der im Bett leidet oder Beschwerden hat.

Wenn Sie keine Beschwerden haben, sind selbst-regulierende Bettsysteme, wie Wasser-, Luft- oder Naturbetten und auch Viscomatratzen, die etwas positiver-wirkenden Systeme, da sie anpassungsfähiger sind. Man beachte einfach, dass Luft, egal wie fest gefüllt die Matratze ist, ein eher hartes Medium ist.

<u>Jetzt noch ein Aber</u>! Stellen Sie sich einmal einen durchschnittlich grossen Mann vor, der auf der Seite in einem Wasserbett liegt. Wir wissen, dass so oder so der Beckenbereich der Schwerpunkt eines menschlichen Körpers ist. Soweit so gut. Wenn dieser Mann jetzt zusätzlich noch einen dicken Bauch hat, zieht der Schwerpunkt die Wirbelsäule logischerweise noch mehr in eine hängende, verkrümmte Lage. Können Sie sich das vorstellen?

Diese weich-hängende Lage kann natürlich grosse Probleme verursachen. Ebenfalls Probleme mit selbst-regulierenden Systemen haben meistens ganz schlanke und leichte Menschen, oftmals Frauen mit ausgeprägter Taille, da diese mit ihrem Federgewicht das vermeintlich selbst-regulierende Bettsystem gar nicht so stark beeinflussen können und wir so sehr oft wieder eine hängende Taille vorfinden. Der sehr empfindliche Lendenwirbelbereich, der schlicht nicht für solche Verkrümmungen und Abwinklungen gemacht ist, leidet sehr darunter.

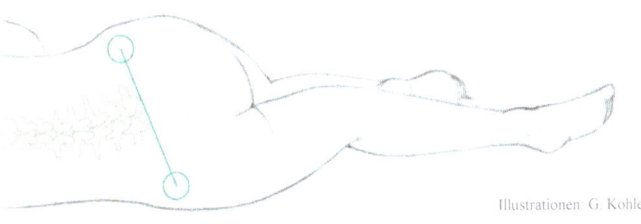

Illustrationen: G. Kohler

Nochmals zur Sicherheit möchte ich erwähnen, dass wir hier von Menschen sprechen, die Beschwerden beim Liegen haben. Für alle anderen Menschen kann so eine Lösung durchaus genügen, keine Frage.

Es stellt sich einfach die Frage, ob das Liegesystem die eigene Form in der Praxis wirklich aufnehmen kann. Die Erfahrung zeigt, dass dies leider bei den wenigsten Systemen der Fall ist. Bei Viscomatratzen leiden viele Menschen zusätzlich unter einem viel zu feucht-heissen Bettklima, welches für Muskulatur natürlich unsinnig ist; gerade in kühlen Räumen.

Nun fragen Sie sich bestimmt, was Ihnen denn jetzt hilft? Leider kann man dies nicht generalisieren.

Tipp vom Experten
Sollten Sie nächtliche oder morgendliche Schmerzen und Verspannungen haben, lassen Sie sich auf alle Fälle von einem hersteller- und produktunabhängigen Liegeprofi beraten, damit Sie einen Fehlkauf vermeiden können.

Setzen Sie auf ein konventionelles Bettsystem mit Matratze und Lattenrost, mit welchem man Ihrer eigenen Form wirklich (!) noch Rechnung tragen kann.

Harte oder weiche Matratze?
Falscher Mythos bleibt verwurzelt

Kennen Sie Aussagen wie «Hart liegen ist gesund für den Rücken»? Oder «wenn Du Rückenprobleme hast, brauchst Du nur ein Brett unter die Matratze zu legen»? Dieser Doktrin «hart liegen bei Wirbelsäulen-Problemen» hält sich seit Jahrzehnten bis heute hartnäckig in den Köpfen der Bettenkäufer; und noch viel schlimmer, in den Köpfen der Bettenverkäufer. Doch woher kommt diese irrige Meinung?

Früher gab es oftmals Gitterpritschen unter den Matratzen. Kennen Sie diese noch? Darauf lag meistens eine harte, feste Rosshaar-Matratze. Für die damalige Zeit war das sicher komfortabler, als auf Stroh zu schlafen. Nach einer lächerlichen Betriebsdauer von ca. 25 Jahren (meistens auch schon viel früher) war diese Matratze selbstverständlich durchgelegen. Das bedeutet, sie wurde weicher. Aber leider nicht punktuell weicher, sondern weich-hängend. Die darunter liegende, mittlerweile ausgeleierte Gitterpritsche konnte die durchhängende Wirbelsäule natürlich auch nicht gerade halten. Im Gegenteil. Der Körperschwerpunkt, das Becken, zwang den Liegenden in eine bananen-ähnliche Liegehaltung. Selbstverständlich ist Ihnen nach den vergangenen Kapiteln klar, dass weich-hängend bei Rückenproblemen und Verspannungen das reine Gift ist. Wenn damals Menschen Rückenschmerzen im Bett hatten, legte man also ein Brett (oder Türe) unter die Matratze und somit war es nicht mehr hängend, sondern eher wieder gerade. Die Schmerzen wurden somit weniger und so entstand der Glaubenssatz «bei Rückenschmerzen muss man hart liegen».

Leider wird auch heutzutage schweren und breitschultrigen Menschen immer noch eine harte Matratze verkauft, was bei ganz vielen zu grossen Problemen führt. Oft sind es ja schon die Kunden, die nach einer harten Matratze fragen. Sie haben die Erfahrung gemacht, dass sie in einem weich-hängenden Bett nicht gut geschlafen haben und entgegnen bereits beim Ertasten einer weichen Matratze mit «ou nein, das ist viel zu weich». Da weich-hängend und weich-flexibel bzw. punktuell-weich nicht dasselbe ist, entstehen da die meisten Missverständnisse.

Die Auswahl eines harten Bettes birgt ganz grosse Nachteile. In der Seitenlage wird der Arm in den Körper drückt, weil kein Platz da ist, um die Schulter abzusenken. Wenn Sie längere Zeit so in der Tiefschlafphase verbringen, sind Schulterprobleme und Nackenverspannungen mehr oder weniger vorprogrammiert. Ameisenlaufen in den Armen und Händen ist auch keine Seltenheit. Der Druck auf die Schulter, welcher über das Schlüsselbein direkt auf die Halswirbelsäule übertragen wird, löst, abgesehen von den Druckschmerzen in der Schulter, nun Verspannungen im Nacken-Hals-Schlüsselbein-Bereich aus. Deshalb beobachten wir häufig breitschultrige, kräftige Männer, welche den Arm als Kopfkissen umfunktionieren, um dem Schulterdruck auszuweichen. Wenn das nicht genügt, drehen sie auf die weniger schlechte Rückenlage, was die Kreuzschmerzen wieder fördert. Das Schnarchen ist dann oft nur eine der vielen Begleiterscheinungen.

Schlanke Frauen drehen sich aus genau demselben Grund oft auf den Bauch. Das Abknicken der Taille ist unangenehm für den zarten Körper. Auch das führt vielfach zu Verspannungen und Schmerzen. Liegeprofis nennen die Rücken- und Bauchlage sogenannte «Fluchtlagen», denn man flüchtet aus der eigentlich optimalen Seitenlage. Da diese aber offenbar nicht passt, drehen die Schläfer in eine weniger schlechte Position, die vermeintlich bequemer ist.

Und was passiert nun unten? Zu harte Matratzen verhindern ein Einsinken der Hüfte und bauen einen entsprechend hohen Druck auf das empfindliche Gelenk auf, was sehr unangenehm ist. Zusätzlich hängt die Lendenwirbelsäule durch das «Aufbocken der Hüfte» durch, was Kreuzschmerzen ganz stark fördern kann.

Sehr oft reagiert auch hier der Körper mit einer Fluchtlage. Sind Sie nicht auch schon in der sogenannten Bewusstlosen-Lagerung da gelegen? Das obere Bein abgekippt und angewinkelt? Ja? Das tun Sie nur, um dem Hüftdruck auszuweichen. Nur ergibt dies wieder eine Verdrehung in die empfindliche Lendenwirbelsäule und schon klagen viele Menschen wieder über Kreuzschmerzen. Sie stellen fest: es muss passen!

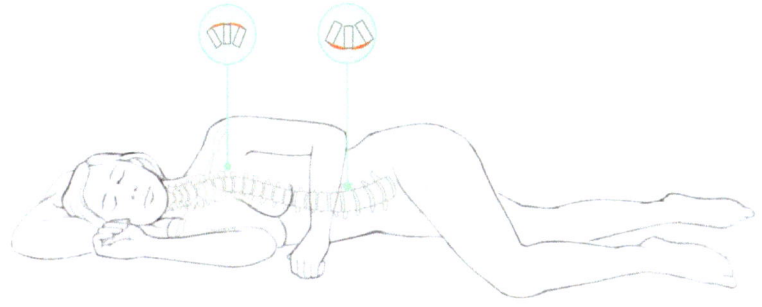

Illustrationen: G. Köhler

Tipp vom Experten
Sie brauchen ein so weiches Bett wie möglich. Verwechseln Sie jedoch weich nicht mit hängend. Denn hängende Betten sind definitiv schlecht für Sie, wenn Sie unter Rückenschmerzen leiden. Zu harte Matratzen sind aber genau so problematisch und machen höchstens eine ungesunde Liegelage etwas weniger schlecht. Wenn Sie unsicher sind, welchen Härtegrad Sie brauchen, ist es sinnvoll die etwas weichere Variante zu wählen.

Wichtigkeit des Lattenrosts
Weit mehr als nur Belüftung

Wir wissen nun, dass eine Matratze weich sein darf, damit die Schulter und die schwerere und breitere Hüfte vernünftig absinken können. Jetzt kommt die nächste Hürde, denn eine Matratze kann sich bestenfalls Ihrer Taille anpassen, keinesfalls kann sie jedoch genügend Stützkraft entwickeln, um die Muskulatur zu entlasten. Ebenso ist es nahezu unmöglich nur mit einer Matratze eine druckfreie Schulterabsenkung von ca. 10cm zu erreichen. Viele Menschen haben nämlich in der Seitenlage eine Schulter-/Taillendifferenz von ca. 10cm, manchmal sogar bis zu 12cm. Und diese Konturen müssten eigentlich von der Matratze ausgeglichen werden. Das bedeutet, dass die Schulter massiv einsinken können müsste, die Hüfte ebenfalls und die Taille sollte aktiv von unten gestützt werden. Ansprüche, die eine Matratze nicht wirklich erfüllen kann.

Sie glauben nicht, dass dies Probleme macht? Versuchen Sie doch gleich jetzt bei Ihrer Matratze im Schulterbereich mit der Faust 10cm einzudrücken. Und? Ich behaupte Sie schaffen es nicht annähernd und wenn doch, nur mit enormem Kraftaufwand. Macht es Sinn, dass Druck in der Nacht, über eine lange, bewegungslose Tiefschlafphase hinweg, grosse Probleme verursachen kann? Eben! Damit wir dies vermeiden können, braucht es einen anpassungsfähigen und stark veränderbaren Lattenrost. Dieser hilft Ihrer Schulter und Ihrer Hüfte nachzuformen und den Druck aufzunehmen. Ebenso muss eine Taille, an der richtigen Stelle, in der richtigen Dosierung, aktiv von unten gestützt werden.

Die meisten Menschen beurteilen ihren Lattenrost aufgrund der optischen Gegebenheiten, denn früher brauchte man den Lattenrost lediglich zur Belüftung der Matratze. Dies hat sich stark verändert. Jedoch warne ich vor dem Kauf eines Lattenrostes, welcher nicht optimal eingestellt werden kann. Es braucht veränderbare Elemente, die helfen den Rost anatomisch-ergonomisch korrekt einzustellen. So kann Ihnen der Lattenrost helfen, dass Sie weniger Schmerzen und Verspannungen haben. Für alle Menschen, die nicht auf der Seite schlafen können und aus irgendwelchen Gründen auf dem Rücken schlafen müssen, ist ein Sitzbett zwingende Voraussetzung für entspannten Schlaf. Sie erinnern sich? Gestreckte Muskulatur kann ja nicht entspannen und darum müssen Sie u.a. Ihr Kreuz mit solchen Massnahmen entlasten können. Es muss nicht immer gleich ein Motorbett sein. Es gibt tolle Alternativen ohne elektrischen Antrieb, welche auch bedeutend weniger kosten.

Tipp vom Experten
Sobald Sie sich für besseres Liegen entschieden haben, ziehen Sie unbedingt ein ganzheitliches Liegesystem in Betracht. Wichtig dabei ist, dass der Lattenrost wirklich ganz stark veränderbar ist und bleibt. Die Matratze muss weich und flexibel sein, damit sie den Lattenrost optimal ergänzt und dessen «Einstellungen» wirklich übernehmen kann. Dadurch vermeiden Sie den Fehlkauf zwar nicht zu 100%, doch Sie reduzieren ihn extrem stark. Das Schöne ist, Sie können in 2 Wochen, in 2 Monaten, in 2 Jahren und in 10 Jahren immer noch etwas am Lattenrost verändern, damit er Ihr Liegeverhalten positiv beeinflussen kann. Als Sofortmassnahme können Sie im Schulterbereich mal auf ca. 25-30 cm sämtliche Latten herausnehmen und Sie werden merken, wie wichtig eine massive Schulterabsenkung ist.

Duvet ist unwichtig?
Wie falsche Bettdecke Schmerzen verursacht

Gehören Sie zu den Menschen, die das Schlafzimmerfenster geöffnet oder leicht gekippt haben? Ja? Auch in den kühlen Übergangszeiten und im Winter? Selbstverständlich ist die Schlafzimmertüre wegen Durchzug geschlossen, oder?

Was passiert jetzt mit der kühlen Luft, die durch das Fenster in den Raum strömt? Sie haben es richtig erkannt. Die kalte Luft sinkt, die warme steigt. Wer das nicht glaubt, soll in einer finnischen Sauna mal zwischen der Sitzbank unten und oben vergleichen. Warme Luft steigt, kühle Luft sinkt. Dies bedeutet, Sie haben einen Kaltluftsee im Zimmer, da die geschlossene Schlafzimmertür das Wegströmen der Kaltluft verhindert. Legen Sie im Winter einmal einen Thermometer auf den Boden. Sie werden verblüfft sein, wie kühl es morgens auf Bodenhöhe werden kann. Wenn Sie jetzt nicht mindestens ein Kajütenbett (Etagenbett) oder eine hochgedrehte Bodenheizung haben, befindet sich Ihr Bett genau in diesem Kaltluftsee. Logisch? Alles kein Problem, denn Sie haben ja eine warme, dicke Zudecke. Diese ist bei vielen Menschen mit Daunen und/oder Federn gefüllt. Bei Ihnen auch? Wieso das problematisch ist, fragen Sie sich?

Schauen Sie, jeder Mensch gibt in der Nacht 4-6 dl Feuchtigkeit ab. Diese Feuchtigkeit sollte idealerweise schnell vom Körper weggeführt werden. Rund 80% dieser Arbeit sollte das Duvet erledigen, die restlichen ca. 20% die Matratze. Und genau deshalb ist das Material der Zudecke so bedeutend. Bleiben wir jetzt mal bei den Daunen: Diese bieten eine hervorragende Speicherung der Wärme, denn sie haben eine dreidimensionale Struktur und können sehr viel Luft einschliessen. Und was ist der beste Isolator und Wärmedämmer? Genau, Luft. Des Weiteren ist der Abtransport der Feuchtigkeit bei den meisten Daunen-Produkten nicht optimal gewährleistet.

Nun bleibt diese Feuchtigkeit also in Körpernähe und die Luftfeuchtigkeit unter der Decke steigt. Dies wiederum bedeutet subjektiv wärmeres Empfinden. Es verhält sich wie in den Tropen, deshalb nennen wir dies in der Fachsprache auch Tropeneffekt. Ein subjektiv-empfundenes, feucht-warmes Klima veranlasst Sie jetzt dazu, noch mehr zu schwitzen, noch mehr Schwitzen ergibt noch mehr Feuchtigkeit, usw. Ein Teufelskreis von Feuchtigkeit und Wärme entsteht.

Und nun? Sie strecken mal einen Fuss oder gar ein Bein zur Kühlung aus der feuchten Schlafhöhle raus. Kennen Sie das auch? Und was machen wir, wenn dies nicht ausreicht und es unter der Bettdecke schlicht zu warm und zu feucht wird? Genau, wir decken uns ganz oder mindestens teilweise ab. Jetzt liegen Sie mit der mindestens 36° warmen und feuchten Hautoberfläche in einem Kaltluftsee, welcher im Winter deutlich unter 10° sein kann. Fühlen Sie was jetzt passiert? Richtig, die Muskulatur spannt, und zwar nicht zu knapp. Sie kennen das ja auch sonst, wenn Sie frieren. Die Muskulatur versucht die Körpertemperatur durch Anspannung warm zu halten; und unter einem solchen Kälteschock erst recht. Die Rheumapatienten unter Ihnen wissen, wovon ich spreche.

Jetzt kommt die Werbung und erzählt uns, dass Schafschurwolle Feuchtigkeit gut absorbiert. Und das stimmt auch. Doch wer schon einmal einen dicken Wollpullover von Hand gewaschen hat, weiss auch, dass die Trocknung dieses Materials sehr viel Zeit beansprucht, teilweise bis zu 2 Tagen. Folglich für Schwitzer und Hitzer auch nicht unbedingt das richtige Material, denn bis Sie wieder ins Bett liegen, vergehen vielleicht gerade mal ca. 16 Stunden.

Damit wir uns auch hier richtig verstehen: Daune und Schafschurwolle sind keine schlechten Materialien. Doch ganz bestimmt nicht in allen Fällen und für alle Menschen geeignet. Auch dies gehört zu einer seriösen Schlaf- und Liegeberatung unbedingt mit dazu. Solange Sie nicht schwitzen, frieren und/oder sich abdecken, ist das Material nicht so wichtig.

Tipp vom Experten
Wenn Sie unter Verspannungen und Schmerzen im Bett leiden, empfehle ich Ihnen das Schlafzimmerfenster geschlossen zu halten. Ja, ganz! Wenn Sie Mühe mit der stickigen Luft haben, öffnen Sie die Schlafzimmertüre, damit die Luftzirkulation gewährleistet ist. Die Raumtemperatur sollte auf Bodenhöhe mind. 18° betragen. Lüften Sie vor dem zu Bett gehen einmal kräftig durch und Sie werden sehen, dass Ihnen dieses Puzzle-Teil einen Schritt weiterhelfen kann. Wichtig dabei ist, dass Sie es für mindestens 3 Wochen ausprobieren. Das anfänglich, unangenehme, komische Gefühl von stickiger Luft wird sich in den ersten paar Wochen legen. Letztlich geht es ja darum, dass es Ihnen besser geht. Oder?

Welche Materialien helfen
Natur, Kunststoff, Holz, Metall, usw.

Eine Frage, die einige Menschen beschäftigt, ist, welche Materialien sie wählen sollen. Natürliches Material oder künstliches? Ihre Vermutung lautet sicherlich «natürlich», stimmt`s?

Ist das so? Ja, solange Sie gut einschlafen, super durchschlafen und morgens ausgeruht, entspannt und ohne Beschwerden aufstehen, ist das vermutlich wirklich so.

Wenn Sie jedoch regelmässig gerädert, verspannt oder mit Schmerzen aufstehen und/oder in der Nacht verschwitzt oder mit feuchtem Shirt erwachen, dürfen Sie auch dies näher prüfen. Selbstverständlich kann es sein, dass Sie auch in Naturbetten einen gesunden Schlaf und ein gutes Bettklima erreichen können. Aber erfahrungsgemäss ist dies leider nur in seltenen Fällen so. Ebenso schwierig wird es mit dem Bettklima bei Visco- oder Latexmatratzen, sowie Wasser- und Luftbetten.

Klar ist, dass Sie bei einem Bettenwechsel, von einem alten durchgelegenen Bett in ein anpassungsfähigeres Bett, für den Moment ein besseres Ergebnis erzielen können. Meine Frage lautet immer gleich: «Was tun Sie, wenn Sie in einigen Monaten feststellen sollten, dass es doch nicht passend ist?». Über ein Drittel der Menschen, die bisher bei uns eine Beratung in Anspruch genommen haben, haben in den letzten ca. zwei Jahren bereits ein neues Bettsystem im Durchschnittswert von ungefähr CHF 4'500.00 in einem Möbelhaus oder einem sogenannten Fachgeschäft gekauft. Und das Schlimme ist, sie kommen damit nicht zurecht und können darin nicht vernünftig schlafen und liegen! Und wieder einmal mehr sind sie dann gezwungen ein neues Bett zu kaufen, obwohl man dies wahrscheinlich hätte vermeiden können. Können Sie sich die Frustration vorstellen, die diese Menschen haben? Wenn sie feststellen, dass es passendere Lösungen gegeben hätte? Welche ihnen die erhoffte Linderung ihrer Beschwerden ziemlich sicher gebracht hätte? Oder es mindestens die Möglichkeit gäbe, noch etwas verändern zu können?

Die Bettenverkäufer kapitulieren an diesem Punkt und sind ganz oft ratlos. Das Wissen und die Umsetzung in die Praxis fehlen jedoch bereits bei vielen Bettenproduzenten. Das Problem ist nämlich ganz oft, dass die Betten nicht mehr zurückgegeben werden können, da sie ja bereits über längere Zeit benutzt wurden. Wichtig ist eben nicht, welches Material Sie persönlich bevorzugen würden, sondern vielmehr, welches Material sinnvoll ist, um Ihre Probleme zu lösen. Einverstanden? Ob natürlich oder künstlich, ob Holz oder Metall - entscheidend bei Liegeproblemen ist es, die Ursache zu finden und zu bekämpfen und nicht ideologisch Materialien zu wählen, welche von der Werbeindustrie als gesund propagiert werden. Auch die verkaufsfördernde «Angst-Macherei» von angeblich gefährlichen Materialien helfen Ihnen nicht, Liegeprobleme zu lösen. Vordergründig muss das Bett liegetechnisch so gut sein, dass Sie viel weniger Verspannungen und Schmerzen generieren. Und darum geht es ja hier.

Tipp vom Experten
Wenn Sie zu den Menschen gehören, die im Bett frieren, zu heiss haben oder gar schwitzen, überprüfen Sie Ihre Materialen. Verwenden Sie ein Material, welches die Feuchtigkeit vom Körper weg transportiert und sie nicht unnötig speichert. Idealerweise ein Material, welches das Bettklima in allen Gegebenheiten ausgleichen kann. Daunen, Schafschurwolle, Lammflor und Cashmere sind für Schwitzer nicht geeignet. Diese sollten eher ein gutes Duvet aus Kunststoff/Mikrofasern, Wild-Seide, evt. Bambus oder Leinen wählen. Wenn Sie sich nachts regel-

mässig abdecken oder mit dem Oberkörper frei liegen, sollten Sie unbedingt das Fenster schliessen; natürlich auch wenn Sie kalt haben und frieren.

Bettgrösse
Unterschied zwischen machbar und sinnvoll

Es gibt Menschen, die schlafen auf engstem Raum seelenruhig. Dann gibt es sogenannte «Fägnäschter» (unruhige Person), bei welchen gefühlte 10 Meter nicht ausreichen. Wie ist es bei Ihnen? Vielleicht finden Sie es auch einfach nur herrlich, sich quer übers Bett zu legen? Oder bevorzugen Sie es kuschlig eng? Für alle Menschen ohne Beschwerden im Bett, kein Problem. Sobald Sie aber über Schlafprobleme, morgendliche und/oder nächtliche Rückenschmerzen und Nackenverspannungen klagen, sieht die Sache etwas anders aus. Denn Bewegungsfreiheit, trotzdem genügend Stabilität und eine präzise Einstellung/Anpassung des Bettsystems sind für den Liegekomfort oftmals sehr bedeutend.

Wenn es also um die Lösung eines Problems geht, sollten die optimalen Umstände angestrebt werden. Sind Sie mit mir einverstanden? Dies bedeutet für die Bettgrösse konkret:

Länge
Die Länge darf mind. 20cm länger sein, als Ihre Körpergrösse. Das sind in der Regel 200cm. Für grosse Menschen gibt es auch 210cm oder gar 220cm.

Breite für Paare
Bei der Breite ist klar, dass gerade bei Paaren jede Person sein eigenes Bettsystem braucht. Das heisst, sein eigener Lattenrost, seine eigene Matratze und sein eigenes Kissen. Und ja, meine Empfehlung: auch sein eigenes Duvet. Gerade dann, wenn die Klima-Empfindungen unterschiedlich sind. Dies ist unabdingbare Voraussetzung für einen ruhigen, qualitativ-hohen und optimalen Schlaf.

Die Breite pro Person darf sicher 90cm betragen. Gerade bei athletischen Mannsbildern kann die Wahl eines 100cm breiten Bettsystems Sinn machen, denn sie sollen sich ja auch bequem im Bett von einer Seite zur anderen drehen können. Dies bedeutet für Paare mit einem Doppelbett eine Breite von total 180cm oder evtl. auch 200cm. Für Menschen, die Schlaf- und Liegeprobleme haben und ein 160cm breites Doppelbett haben, empfehle ich bei einem Bettwechsel auch gleich die breitere Variante zu wählen. 80cm pro Person sind einfach sehr eng berechnet, gerade wenn Sie Beschwerden haben.

Sie mögen die Überlegung von zwei Bettsystemen im Doppelbett nicht? Weil man weniger gut zum Partner kuscheln kann? Weil das «Gräbli» (Spalt) in der Mitte stört? Wir kennen diese Sorgen von unseren Kunden und können Ihnen versichern, dass der erahnte Störfaktor nicht annähernd so gross ist, wie Sie vermuten. Das dazugewonnene Wohlbefinden durch den neuen Liegekomfort übertrifft definitiv und fördert oftmals eine glückliche Beziehung.

Breite für Einzelpersonen
Den Alleinstehenden oder Alleinschläfern unter Ihnen stellt sich die Frage, ob Überbreiten (120cm oder 140cm) sinnvoll sind. Warum? Nun, technisch wäre dies in fast allen Fällen umsetzbar. Aber abgesehen davon, dass diese Betten oftmals um ein Vielfaches teurer sind, machen wir die Erfahrung, dass eine Breite von 90-100cm genügt und die Schläfer sich darin wohlfühlen. Die zweite Beobachtung ist, dass alles, was breiter als 100cm ist, instabilere Liegesituationen begünstigt. Stellen Sie sich Folgendes vor: Sie nehmen eine Latte von 90cm und eine von 140cm. Welche können Sie einfacher biegen? Die Längere, logisch? Also, das 90cm Bett kann präziser eingestellt werden und ist formstabiler.

Wenn es darum geht, dass Sie auch mal quer im Bett liegen können, fragen Sie sich doch, ob Sie nicht gleich 180cm mit zwei separaten Systemen (ein passendes und einen günstigen «Lückenfüller») wählen wollen. Diese kosten unter dem Strich nicht viel mehr und ermöglichen es Ihnen, jederzeit auch mal quer über das Bett zu liegen. Natürlich nicht zum Schlafen, sondern einfach, weil Sie Lust dazu haben.

Tipp vom Experten
Die Auswahl der Bettgrösse ist entscheidend. Überlegen Sie sich diesen Schritt wirklich gut. Es ist eine Entscheidung, welche Sie für die nächsten 10 bis 15 Jahre treffen. Mit der Normgrösse von 90x200cm (bzw. 210 oder 220 cm) bewegen Sie sich auf der sicheren Seite und wenn das Bett wirklich zu Ihnen passt, ist das eine gute Entscheidung.

Lebensdauer von Bettsystemen
Verkaufstrick oder Wahrheit

Vor nicht allzu langer Zeit haben wir eine knapp 40-jährige Matratze entsorgt. Als ich den Besitzer der Matratze fragte, wieso er so lange gewartet hat, antwortete er «ich hab immer super darin geschlafen!». Auch wenn ich absolut der Meinung bin, dass Menschen, die gut schlafen, nichts an ihrem Bett ändern sollten, gibt es schon gewisse Faustregeln zur Lebensdauer eines Bettsystems. Abgesehen von der physikalischen und mechanischen Beanspruchung, die ein Bett aushalten muss, ist das Schwitzen und die Feuchtigkeitsabgabe ein wichtiger Faktor.

Stellen Sie sich einmal eine Badewanne voller Schweiss vor. Nicht so angenehm oder? Von diesen schweissgefüllten Badewannen stellen Sie sich jetzt 10 Stück vor; also 10 mit Schweiss gefüllte Badewannen. Das ist ungefähr die durchschnittliche Menge an Schweiss, die eine Matratze über rund 10 Jahre aufnehmen muss. Beeindruckend oder? Kissen und Duvets sollten bei starken Schwitzern nach ca. 3-5 Jahren gewechselt oder bei Möglichkeit mindestens gereinigt werden. Eine Matratze hat eine durchschnittliche Lebensdauer von 7-10 Jahren. Wenn Sie nach 10 Jahren immer noch gut darin liegen, ausgeruht und entspannt aufstehen, behalten Sie Ihr Schlafsystem von mir aus auch 12 Jahre. Doch dann ist ein Wechsel aus hygienischer Sicht langsam sinnvoll. Ein Lattenrost, der wirklich passt, und das ist die zwingende Voraussetzung, hat eine durchschnittliche Lebensdauer von rund 15 Jahren. Danach sind die verschiedenen mechanischen Teile, die Weichmacher der Gummis, die Latten usw. meistens überbeansprucht und bedürfen eines Wechsels.

Vielleicht hilft Ihnen folgender beeindruckende Vergleich: Wenn Sie ein Auto in etwa gleich beanspruchen würden, wie Ihr Bettsystem, d.h. durchschnittlich 8 Stunden pro Tag à 50 km/h und dies über 10 Jahre lang, wären Sie bei einem Kilometerstand von knapp 1,5 Millionen. Bedeutet, wir beanspruchen ein Auto ca. 5 bis 10 Mal weniger. Ein Neuwagen kostet dann doch auch eine Stange Geld und hat nicht derart negative Folgen auf Muskulatur und Erholung.

Zusammengefasst sehen Sie, es gibt durchaus gute Gründe für die Angaben der Lebensdauer der Bettsysteme. Wenn Sie jedoch super schlafen und erwachen, ist beim Bettwechsel wirklich Vorsicht geboten. Nicht selten weckt man schlafende Raubtiere und kreiert Probleme, welche vorher nicht da waren.

Tipp vom Experten
Wenn Sie unsicher sind, ob Ihr Bettsystem nun einen Wechsel braucht, fühlen Sie ganz einfach mal nach, wie Sie sich morgens fühlen. Stehen Sie wirklich noch erholt und entspannt auf? Oder haben Sie sich in den letzten Jahren einfach nur daran gewöhnt? Haben sich Probleme oder auch «Problemchen» eingeschlichen, welche Sie bis jetzt nicht so wahrgenommen haben? Könnten Sie Ihre Schlaf- und Liegequalität optimieren? Wenn Sie der Meinung sind, dass alles passt und der Lattenrost und die Matratze noch in den angegebenen Zeit-Toleranzen sind, warten Sie guten Gewissens noch etwas zu. Falls nicht, empfehlen wir Ihnen, sich mit der Anschaffung einer neuen Schlafstätte auseinanderzusetzen.

Heilt ein Bett?
Wunsch nach Schmerzfreiheit

Kann ein Bett heilen? <u>Nein</u>, selbstverständlich nicht! Hat es Schmerzfreiheit alleine nur mit einem passenden Bett schon gegeben? Ja klar! Dies jedoch zu erwarten, wäre absoluter Humbug. Sicher haben Sie bemerkt, dass es gar nicht so einfach ist, Schmerzen und Verspannungen im Bett zu lindern. Die Zusammenhänge und Ursachen, die solche Probleme in Schuss halten, sind sehr komplex und vielfältig. Der Teufelskreis der Verspannung, welcher Schmerzen verursacht, die wiederum noch mehr Verspannungen verursachen usw. kann mit einem passenden Bett wirklich sehr positiv beeinflusst werden. Es ist die Basis für Muskelentspannung und sehr wirksam gegen Schmerzen, die durch Verspannungen verursacht werden. Das Bett löst nicht alle Probleme. Es macht Sie nicht gesund und auch nicht jünger. Wer das behauptet, hat ganz bestimmt Unrecht. Trotzdem wissen wir, dass entspanntes und erholsames Liegen und Schlafen ein zentraler Faktor ist, um körperlich und geistig wirklich zu erholen. Gerade wenn Sie unter Krankheiten und Verletzungen leiden, ist die Regeneration von enormer Bedeutung. (Ver-)Spannungsfreies Schlafen ist für den Genesungsprozess extrem hilfreich.

Tipp vom Experten
Selbstverständlich gehören **<u>längerdauernde Schmerzen</u>**, auch beim Schlafen und Liegen, **<u>in die Fachhände eines Arztes!</u>** Denn ein Arzt kann Ihnen sagen, ob es sich um einfache Verspannungsproblematiken handelt oder ob Sie ein anderes, strukturelles Problem haben, welches weiterführend abgeklärt oder behandelt werden muss. Von langem Experimentieren ohne spürbaren Erfolg ist definitiv abzuraten, denn es besteht die Gefahr, dass die Beschwerden stärker oder chronisch werden.

Als parallele Massnahme macht es bei Rückenschmerzen und Nackenverspannungen auf jeden Fall Sinn, bei einem ausgebildeten und qualifizierten Liegeberater zu prüfen, ob das Bett ein negativ-beeinflussender Faktor ist und ob Sie diese Situation verbessern können.

Kriterien für «gutes Bett»
Anforderungen, die Sie stellen dürfen

Wenn Sie unter Rückenschmerzen und Nackenverspannungen im Bett oder am Morgen leiden, dürfen Sie einige wichtige Dinge berücksichtigen. Zum einen brauchen Sie eine ganzheitliche und seriöse Beratung. Ein Bett, welches Ihnen die Chance auf entspanntes und schmerzfreieres Liegen bietet, braucht eine Schulterpartie mit ca.10cm Absenkung, damit kein Druck auf die Schulter entsteht. Auch die Hüfte sollte weich und sanft gebettet werden können. Hingegen in der Taille brauchen Sie mehr Festigkeit bzw. eine aktive Unterstützung durch den Lattenrost. Menschen mit schweren Kreuzbeschwerden und Iliosakralgelenk-Problemen (ISG oder Darmbein-Kreuzbein-Gelenk) brauchen sogar eine Oberschenkelanstütze. Nun fragen Sie sich sicher, was denn das ist? Ist Ihnen auch schon aufgefallen, dass Ihre Knie, aufeinander gelegt, schmaler sind, als das Becken? Und wenn Sie jetzt auf der Seite liegen, die beiden Beine nach unten ziehen? Dieser Zug über die Muskelgruppen der Beine, über die Hüfte zum Kreuz verursacht bei sensiblen Kreuz-/ISG-Patienten wiederum Schmerzen. Aus diesem Grund ist eine aktive Unterstützung der Oberschenkel bei Betroffenen sehr sinnvoll, damit nicht das ganze Gewicht der Beine nach unten zieht. Verständlich?

Wenn diese Komponenten wirklich zu Ihnen passen, haben Sie durch besseres Liegen die Chance auf entspannteres und schmerzfreieres Erwachen.

Tipp vom Experten
Wenn Sie unsicher sind, welches Bettsystem für Sie das richtige ist, lassen Sie sich von einem zertifizierten Liegefachmann, hersteller- und produkteneutral, ausführlich beraten. Dies ist <u>keine</u> Beratung von 15 Minuten. Ein professioneller Liegebera-

ter braucht dafür ca. 1 bis 2 Stunden (ohne die Auswahl des Bettrahmens und der Nachttische). Bei allen, die darunter liegen, sollten Sie die Seriosität im Vornhinein mindestens mal in Frage stellen.

Seriöse Bettenberatung
Woran erkennt man diese

Waren Sie schon einmal in einer Bettenberatung? Und wie ist Ihre Erfahrung? Viele unserer Kunden berichten uns die unglaublichsten Geschichten. Von lustig, fragwürdig bis tragisch ist alles dabei. Schlimm ist, dass die Ratsuchenden dies manchmal nicht erkennen, denn sie sind ja Laien und gehen ja gerade deshalb zum vermeintlichen «Spezialisten». Für Menschen mit Rücken- und Nackenproblemen im Bett, all diejenigen, die morgens gerädert, verspannt oder mit Schmerzen erwachen, ist eine ganzheitliche und seriöse Beratung wichtig. Doch woran erkennt man eine qualitativ gute und hilfreiche Bettenberatung? Nun, derjenige Berater, der Sie ohne genauere Befragung über verschiedene Bettsysteme «hüpfen» lässt, ist es ziemlich sicher nicht.

Ebenso wenig derjenige Berater, der Ihnen glaubhaft machen möchte, dass sein System das einzig Richtige ist, welches Ihnen angeblich helfen kann. Speziell Vorsicht geboten ist bei denjenigen, die Ihnen Schmerzfreiheit und Gesundheit versprechen. Eine seriöse Bettenberatung setzt voraus, dass der Berater vor allem den menschlichen Körper und die Zusammenhänge kennt. Um Schlaf- und Liegeprobleme zu lösen, ist ein anatomisches und ergonomisches Grundwissen nötig. Nur so kann Ihnen der Berater bei der Lösungsfindung des perfekt passenden und massgeschneiderten Liegesystems behilflich sein.

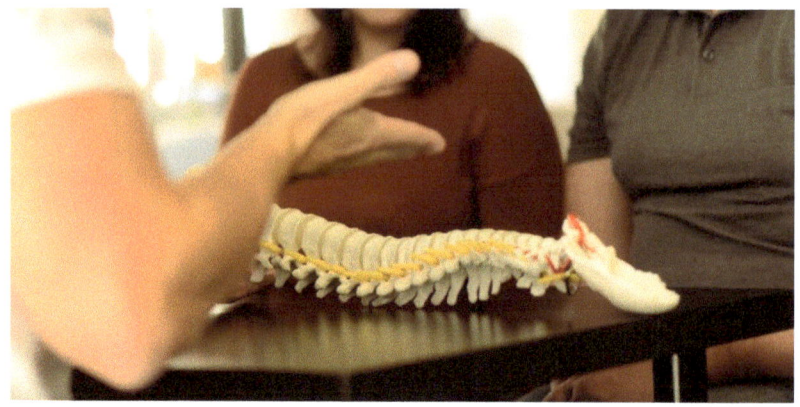

Die Elite der Liege- und Schlafberater sind hersteller- und markenunabhängig. Das bedeutet, sie machen für keinen Hersteller und kein Produkt Werbung, denn der Menschen mit seinen Bedürfnissen, Beschwerden und seiner Individualität steht im Vordergrund. Erst wenn man die Situation erfasst und richtig einschätzen kann, ist eine seriöse Produktauswahl möglich. Ebenso gibt Ihnen ein Top-Berater das ganzheitliche Denken mit auf den Weg und erklärt Ihnen, was Sie, begleitend zum Bett, machen können, damit es Ihnen rasch besser geht. Mindestens aber macht er Sie deutlich darauf aufmerksam, dass das Bett alleine nicht heilt!

Lassen Sie sich nicht täuschen von High-Tech-Mess-Geräten und fachchinesischen Aussagen, welche ja meistens nur im Zusammenhang mit den Produkten gemacht werden. Wird auf Sie, Ihre bestehenden Beschwerden und Ihre Bedürfnisse eingegangen? Fühlen Sie sich verstanden?

Was ist jedoch der grösste Beweis für eine seriöse Beratung? Richtig! Ihre Sicherheit. Sie müssen eine risikofreie Entscheidung treffen können. Das bedeutet, dass Sie ein ca. 3-monatiges Rückgabe-Recht nach Ausschöpfung aller Möglichkeiten bekommen müssen, sollte sich der Kauf als Flopp herausstellen. Nur diese Sicherheitsklausel ist ein Zeichen für maximale Qualität der Beratung. Selbstverständlich sollte man Ihnen das Geld bei einer Rücknahme in bar auszahlen und Sie nicht mit einem Gutschein oder einem Tausch des Systems vertrösten.

Des Weiteren sollte der Bettenberater darauf aufmerksam machen und Sie mit in die Pflicht nehmen, dass <u>auch Sie Ihren Teil zur Verbesserung der Situation beitragen müssen</u>, wenn Sie eine zuverlässige und nachhaltige Besserung wirklich anstreben. Wie bereits erwähnt, das Bett löst nicht alle Liegeprobleme.

Tipp vom Experten
Seriöse Bettenberatung erkennen Sie an der Ausbildung. In der Schweiz gibt es die einzige herstellerunabhängige und markenneutrale Ausbildungsmöglichkeit bei der «Interessengemeinschaft Richtig Liegen und Schlafen (IG-RLS)». Wenn Sie also sicher sein wollen, gehen Sie zu einem rls-zertifizierten Liege- und Schlafberater. So haben Sie die Sicherheit, eine fachlich gute Liegeberatung zu bekommen.

Fehlkauf vermeiden
Sicherheit bei der Neu-Anschaffung

Alle Menschen mit Rückenschmerzen und Nackenverspannungen im Bett haben eine massiv höhere Fehlkauf-Quote. Deshalb ist es ganz wichtig, dass Sie einige Punkte beachten. Die Fehlkäufe entstehen häufig durch notgedrungene, verzweifelte Entscheidungen, welche durch mangelndes Wissen getroffen werden. Ganz oft findet dies auch an Verkaufs-Messen statt und es ist klar, dass sich das Hinlegen nach längerem Gehen und Stehen schnell mal gut anfühlt.
Sogar die sogenannten Hauspartys haben die Bettenwelt erreicht. Aber mit attraktiven Sofortrabatten löst man keine Liegeprobleme. Denken Sie immer daran, dass die Entscheidung für ein neues Bettsystem sicher für die nächsten 10-15 Jahre getroffen wird und ganz oft einige tausend Franken kosten kann. Folglich dürfen Sie sich auch genügend Zeit lassen, um das für Sie Richtige zu finden. Finden Sie nicht auch? Wenn Sie kurz vor einem Bettenkauf stehen und unsicher sind, dann schreiben Sie mir doch eine E-Mail an info@ruhepuls.ch; am besten mit Telefonnummer. Ich biete Ihnen diese Rücksprache kostenlos an, denn die Reduktion von Fehlkäufen liegt mir wirklich am Herzen.

Ganz wichtig für das richtige Bett ist, dass es wirklich anpassbar bleibt. Das bedeutet, Sie haben einen Lattenrost, den man stark verändern kann. Ich spreche nicht von ein paar farbigen Latten und ein paar Schiebern unter der Hüfte. Sondern ich spreche von Feineinstellungen bis zu 10 Zentimetern und zwar in 5 Millimeter-Etappen, in welchen man bei einem Lattenrost Veränderungen vornehmen können sollte. Und zwar solange, bis es für Sie stimmt. Der Liegeberater soll das für Sie einstellen und gegebenenfalls korrigieren, wenn es noch nicht sofort passen sollte. Ebenso brauchen Sie, als Wirbelsäulenpatient oder –geschädigter, sowie als Verspannungsproblematiker unbedingt ein Sitzbett. Dies ist eine wirkungsvolle Prävention vor dem Einschlafen und wichtig für eine entspannende Alternativposition zur Seitenlage. Ja, Sie ahnen richtig: es gibt noch nicht so viele vernünftige Systeme. Doch der Markt ist auf dem Weg und es gibt bereits super Lösungen, welche Ihnen wirklich helfen können.

Zur Sicherheit brauchen Sie eine ca. 3 monatige Rücknahme-Option, damit Sie bei Misserfolg, nach Ausschöpfung aller Möglichkeiten, das Bettsystem bei Bedarf gegen Rückzahlung zurückgeben können. Wenn Sie an einen guten Berater gelangen, gibt er Ihnen Begleitmassnahmen zur Verhaltensprävention mit. Beachten Sie diese unbedingt, denn dies könnte der entscheidende Schlüssel sein, ob und wie schnell es Ihnen in Ihrem neuen Liegesystem besser geht oder eben auch nicht.

Tipp vom Experten
Fehlkäufe kann es immer geben. Auch bei professionellen und erfahrenen Liegespezialisten kann das mal vorkommen. Entscheidend für Sie ist, dass Sie letztlich eine Sicherheit haben, für den Fall, dass man keine Verbesserung der Situation erreichen kann. Diese Sicherheit finden Sie bei rls-zertifizierten Liege- und Schlafberatern.

Zusatz-Informationen (Info-Anlass)
Wissen bedeutet Sicherheit beim Kauf

Wir stellen immer wieder fest, dass Menschen, auf der Suche nach Lösungen, sehr viel Sicherheit brauchen. Das ist auch vollkommen verständlich! Gerade wenn Sie schon einige Käufe gemacht haben und damit nicht zufrieden waren. Wenn Sie schon einige Kissen probiert und die eine oder andere Matratze erfolglos gekauft haben, ist es sehr sinnvoll, sich möglichst genau zu informieren. Wir bieten das Betroffenen in Form von Informations-Anlässen, welche ihnen wirklich einen grossen Schritt weiterhelfen und viele wichtige Informationen vermitteln. Diese Info-Anlässe sind <u>gratis</u> und <u>keine Verkaufsveranstaltungen</u>. Sie sind <u>nicht</u> hersteller- oder markenorientiert. Mittelpunkt es es, Ihnen die Zusammenhänge zwischen Schlafen und Liegen, sowie Schmerzen und Verspannungen im Bett oder am Morgen verständlich erklären zu können. Ebenso erfahren Sie, was Sie selbst bereits machen können, damit es Ihnen besser geht und Sie ausgeruht und beschwerdefrei erwachen können! Natürlich erfahren Sie auch, welche Ansprüche Sie an ein Bettsystem stellen sollten, wenn Sie unter Liegeproblemen leiden. Anmelden können Sie sich unter www.ruhepuls.ch. Hier finden Sie auch weitere, hilfreiche Informationen gegen Rückenschmerzen und Nackenverspannungen im Bett.

Für Ärzte & Therapeuten
So helfen Sie Ihren Patienten

Liebe Ärzte, liebe Therapeuten und liebe Interessierte aus der Fachwelt

Als ich die Idee schöpfte, meine Erfahrung allen Menschen mit Rückenschmerzen und Nackenverspannungen im Bett zugänglich zu machen und mit Leuten aus der Branche gesprochen habe, erzählten mir alle, dass ich bei Ärzten und Therapeuten keine Chance hätte, Gehör zu finden. Die Fachwelt würde schon zu Genüge vom Schlafmarkt überflutet.

Doch gerade deshalb konnte ich mit Kollegen aus Ihrer Branche Lösungen erarbeiten, welche schon vielen Betroffenen wirklich geholfen haben. Menschen mit den erwähnten Beschwerden können von Ihnen und mir, also uns beiden, profitieren und unser gemeinsames Interesse besteht doch letztlich darin, diesen Menschen eine praxistaugliche Lösung bieten zu können. Sehen Sie das auch so? Deshalb ist meine Bitte an Sie, das wichtige Thema Liegen bei Ihren Patienten bekannt zu machen.

Sind Sie eine ganzheitlich-denkende Fachperson? Dann gehören Sie zu den Ärzten und Therapeuten mit dem Wunsch, Menschen wirklich zu helfen. Stimmt's? Und genau darum können wir die Lücke in Bezug auf Rückenschmerzen und Nackenverspannungen im Bett endlich schliessen. Ein ausgebildeter Liege- und Schlafspezialist kann gemeinsam mit Ihrem Fachwissen und Ihrer Behandlung Hilfestellung leisten. So kann die massiv hohe Zahl der Betten-Fehlkäufe drastisch reduziert werden.

Meine Fragen an Sie lauten: Was empfehlen Sie heute für Menschen, die morgens gerädert, verspannt oder gar mit Schmerzen erwachen? Welche Bettsysteme können Sie mit maximaler Sicherheit empfehlen? Keine spezifischen Marken, richtig? Aber was ist Ihr Rat? Wir haben festgestellt, dass Ärzte und Therapeuten keine zuverlässigen Anlaufstellen haben, um eine seriöse und sichere Empfehlung abgeben zu können. Folglich geben sie ihren Patienten auch keinen Tipp.

Wie wäre denn der Gedanke, eine qualitativ gute Empfehlung mit Sicherheiten abgeben zu können? Sobald Sie Interesse an genau einer solchen sicheren Anlaufstelle haben, laden wir Sie herzlich dazu ein, uns zu kontaktieren, um gemeinsam zu prüfen, ob wir den Betroffenen einen Schritt weiterhelfen können. Letztlich geht es ja genau da drum, richtig?

Kontaktieren Sie uns doch gleich jetzt unter 052 335 41 00 oder unter info@ruhepuls.ch.

Über den Autor
Auch aus den Medien bekannt

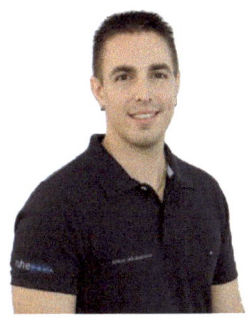

Der selbst von komplexen Rückenproblemen betroffene Autor, Libero-Michael Bazzotti, kümmert sich seit 2001 u.a. um Menschen mit Liege- und Schlafproblemen. Nebst der Begleitung von Menschen mit Sportverletzungen, insbesondere Menschen mit Rückenschmerzen und -problemen, verkaufte er schon früh Bettsysteme für ein grosses Möbelhaus in der Südschweiz. Schon bald merkte er, dass der Verkauf von Bettsystemen sehr viele Hürden mit sich bringt. Auch die Erfahrungen als Messeverkäufer für ein Naturbettsystem brachten ihn zur Erkenntnis, dass Menschen mit Rückenschmerzen und Nackenverspannungen sehr schwer zu betten sind und es auf dem Markt auch niemand wagt, sich genau diesen Menschen wirklich zuverlässig anzunehmen.

Durch den fachlichen Austausch mit Ärzten, Therapeuten und anderen Liege- und Schlafberatern entwickelte sich ein Lösungsansatz für Betroffene, welcher diese grosse Lücke auf dem Bettenmarkt endlich schliesst. Deshalb entschied sich der Autor im Jahr 2009 das Schlaf- und Liegeberater-Konzept, als erster seit Gründung auf nationaler Ebene, zu etablieren. Der Erfolg und der Anklang bei Betroffenen war riesig. Deshalb entschied sich der mutige Jungunternehmer ein Kompetenz-Zentrum für gesunden Schlaf in Seuzach bei Winterthur (Schweiz) zu eröffnen. Die ruhepuls Bazzotti GmbH wurde im Jahr 2011 offiziell ins Leben gerufen. Ein junges Unternehmen mit unglaublich viel Praxiserfahrung. Libero Bazzotti ist ebenso Gründungs- und Vorstandsmitglied der «Interessengemeinschaft richtig Liegen und Schlafen (IG-RLS)». Dies ist ein Zusammenschluss von zurzeit rund 35 eigenständigen Unternehmen und Händlern in der ganzen Deutschschweiz mit ca. 40 ausgebildeten und zertifizierten Liege- und Schlafberatern.

Libero Bazzotti kümmert sich in der IG-RLS u.a. um die Qualitätssicherung, Weiterbildung und führt erfolgreich die Arbeitsgruppe «Netzwerken», damit das wichtige Thema Liegen bei Ärzten, Therapeuten und Gesundheitsorganisationen endlich die Wichtigkeit erhält, welche sie in der Praxis bei betroffenen Menschen immer wieder bestätigt.

Bild-Rechte:
Illustrationen: G. Köhler
Buchdeckel: Fotolia / Urheber #81733345 Andrey Popov

Herausgeber/ Impressum:
ruhepuls Bazzotti GmbH
Kompetenz-Zentrum gesunder Schlaf
Strehlgasse 24, CH-8472 Seuzach (bei Winterthur)
T +41 52 335 41 00, info@ruhepuls.ch

1. Auflage (Kernausführung ohne Verlag) 2010
2. Auflage (Neuauflage ohne Verlag) 2014
3. Auflage (Herstellung und Verlag: BoD – Books on Demand, Norderstedt) 2015

ISBN: 9783739206332

© 2010-2015 Copyright. Alle Rechte vorbehalten.